LE PETIT LIVRE DE L'ÉQUILIBRE ACIDO-BASIQUE

TESTEZ éditions

Testez... les remèdes d'Amazonie

Dr L. BODIN
- Cancer et plantes d'Amazonie

Dr J. BORSARELLO
- Acupuncture et plantes de Poconé

B. BOUHERET
- Shiatsu thérapeutique et plantes d'Amazonie

Dr J. SIMON
- Guérir grâce aux plantes de Poconé
- Réflexion sur la cause des maladies et leur traitement

Dr B. VIAL
- Affectif des plantes de Poconé

HoméoDoc une collection de Testez éditions (marco pietteur) (direction scientifique Dr A. Horvilleur)

Dr R. BOYER – Dr A. HORVILLEUR
- Maux de tête et homéopathie
- Rhumatismes et homéopathie
- Spasmophilie et homéopathie
- Hypersensibilité chimique multiple

Dr J.-P. COPPIN
- Ménopause et homéo, phyto, aroma, alimentation et plantes de Poconé

Dr J.-P. COPPIN – Dr D. DESWARTE
- Confiez votre thyroïde à l'homéopathie

Dr B. DANSETTE
- Bientôt maman... pensez homéopathie

Dr O. DUFLO-BOUJARD
- L'homéopathie pratique pour les soins de l'œil

Dr N. ENDERS
- Homéopathie de l'enfant
- Pharmacie homéopathique familiale

Dr C. GAUCHER
- L'homéopathie, médecine du monde

Dr A. HORVILLEUR
- Parle-moi de tes symptômes, je te guérirai !
- Testez l'homéopathie d'action immédiate
- Fleurs de Bach et homéopathie

Dr R. SANANÈS
- Guide de l'arthrose par l'homéopathie et les médecines alternatives

Dr C. SIMONIN – Dr A. HORVILLEUR
- L'intelligence du vivant

M. THÉNARD
- La santé à tout prix !

Dr C. VULLIEZ
- L'homéopathie pratique pour le soin de la dent

Dr J.-P. WILLEM
- 102 maladies du XXIe siècle (2e édition)

Outils du bien-être une collection de Testez éditions (marco pietteur)

T. BÉCOURT
- Stimuler notre être intuitif

C. J. CALLEMAN
- Calendrier Maya

J. DEFAYS – A. FOURNIER
- Prenez Conscience d'un Mieux-Être

Pr G. FISCHER
- Re-vivre après un traumatisme

Dr C. Tal SCHALLER
- L'univers des chamanes
- Gérer ses émotions pour vivre sans stress ni conflits

Testez... se soigner autrement

Dr F. BERTHOUD
- Hyperactivité et déficit d'attention de l'enfant - 2e édition

M.-C. DÉPRÉAUX
- Autisme : une fatalité génétique ?

Dr J. LAURENT
- 4 groupes sanguins, 4 personnalités - 2e éd.

J. M. MONCORGER
- Testez votre créativité

Dr T. QUILLÉ
- Ortho-Bionomy®

M. POUPART
- Et si manger bio ne suffisait pas ?

S. YATES – T. ANDERSON
- Shiatsu et grossesse

Dr C. Tal SCHALLER
- Testez l'urinothérapie
- Vaccins, un génocide planétaire ?

Dr M. TRAN DINH CAN
- Guérir la fatigue chronique

05-2020

Testez... la méthode NAET (techniques d'élimination des allergies du Dr D. S. Nambudripad)

Dr D. S. Nambudripad
- Déficits d'attention et hyperactivité de l'enfant : une solution naturelle
- Vaincre les allergies environnementales
- Vaincre enfin son asthme

NutriDoc une collection de Testez éditions (marco pietteur)

M. ARYCKX
- Cholestérol ou graisses hydrogénées, qui est le coupable ?

J.-P. CURTAY
- La Nutrithérapie

Dr F. LOUIS
- La nutrition anti-inflammatoire

R. Masson
- Dérives nutritionnelles et comportement suicidaire

P. PELLIZZARI
- Rajeunir de 15 ans ?
- Mieux digérer Mieux vivre

Dr C. Tal SCHALLER
- Diététique du 21e siècle

P. WOLF
- Aliments de la beauté
- Vivre sans migraine

R. DAHLKE
- Peace Food

J. PINCEMAIL
- Stress oxydant et Antioxydants

Dr C. TAL SCHALLER
- Nouvelle Alimentation Planétaire, Universelle & Consciente

F. PIASCO
- Conseils pratiques de nutrithérapie
- L'Alimentation anti-endométriose (4e éd.)

Me Jean-Pierre JOSEPH
- Vaccins, on nous aurait menti !

éditions MedicatriX

Dr J.-P. CURTAY
- Jus de grenade fermenté - 4e édition
- Gefermenteerd Granaatappelsap

Dr P. DAVID – Dr F. LOUIS
- Régénérons notre Équilibre Acido-basique
- Herstel van ons zuur-basen evenwicht

Dr V. de KERCHOVE
- Combattre cystites et vaginites...

Pr H. JOYEUX
- Stress et Cancer du Sein

Dr C. ROCHE
- Solution santé Nutricontact

Dr J. GHANAM – M. BENLEMLIH
- Les polyphenols de l'huile d'olive

A. SIMONON
- Confort féminin de 7 à 77ans

S. CASCIO
- Germe de Blé Fermenté

Dr G. MOUTON
- Introduction à la Médecine Fonctionnelle

Dr L.M. JACOB
- Programme Nutritionnel

J.J. SYLVANNEAUX
- Diététique originelle et Plaisirs sauvages

G.P. Littarru
- Ubiquinol

H. ALILOU
- Le petit livre de l'Équilibre Acido-basique

S. JACOB
- Cuisiner Végétal

Pr Benlemlih M. - Dr Ghanam J.
- Polyphénols d'huile d'olive, trésors santé !

S. CASCIO
- Fertilité en danger. Solutions naturelles pour elle et lui

J. JORTAY
- Approche Nutritionnelle de l'enfant TDH-A

F. PIASCO
- L'huile de Calanus, une forme innovante d'oméga 3

B. JABER
- Vaccin Assassin

S. CASCIO
- Vitamine D3 et K2, une synergie importante

Dr G. MOUTON
- Les Actualités de la Médecine Fonctionnelle

Pour être tenus informés de nos nouvelles publications, envoyez vos coordonnées à :
marco pietteur éditeur, 22, route des Fagnes, 4190 Ferrières, Belgique.
Tél. : + 32 (0) 4 349 03 03 – Fax : + 32 (0) 4 341 29 21 – Courriel : infos@mpeditions.be
www.testezeditions.be – www.resurgence.be

Résurgence

Une série de textes d'observations comme instrument concret
de recherches et d'analyses des diverses facettes de l'autre médecine.

Dr E. ANCELET
- Pour en finir avec Pasteur - 5e édition

M. AVÉROUS
- Médecine irresponsable

Pr J. H. ALLEN
- Matière Médicale Dermatologique

Dr P. BARBIER
- Homéopathie – Petits remèdes retrouvés

J.-S. BERGER
- L'énergie, l'Information et le Vivant

E. BOTBOL
- Climat, Santé et Homéopathie

F. BOTTACCIOLI
- Psychoneuro-endocrino-immunologie - 2e édition

Dr B. BOUFFLERS
- La Dent - Symbolisme & Homéopathie
- Mémoire de dent

Dr B. BRIGO
- Logique thérapeutique des oligoéléments et des remèdes en lithothérapie

F. CAMBAYRAC
- Maladies émergentes - 4e édition

R. CANNENPASSE-RIFFARD
- Biologie, Médecine & Physique Quantique
- Physique de la Matière

R. CANNENPASSE & J-M. DANZE
- Précis de Bioélectronique - 2e édition

Pr F. CAZZAMALI
- Le Cerveau émetteur

B. CHARTON
- Napoléon, empoisonné arsenic !

C. COULTER
- Portraits remèdes homéopathiques (3 t.)

R. CULSHAW
- La théorie VIH du SIDA, incohérence scientifique

Dr J. DANIAUD
- Les points de Weihe

J.-M. DANZE
- Le système MORA - 4e édition

J.-M. DANZE, P. LE RUZ, M. BOUSQUET, B. LOUPPE
- L'habitat sain ? - 2e édition

Dr P. L. DELONS
- Mesure d'excitabilité

S. de RUTTER
- Esthétique naturelle (2 t.)

A. DESTRE
- Psychologie, Astrologie & Pratique

A. DESTRE & Dr B. BOUFFLERS
- Le Profil astro-homéopathique

Pr A. DEWEY
- Questions-Réponses Mat. Méd. de base

P. H. DUESBERG
- L'Invention du Virus du SIDA

L. FOUCRAS
- Le Nouveau Dossier Noir du Vaccin contre l'Hépatite B
- Hippocrate si tu savais…

Dr G. GARCIA GARCIA
- Biotypologie homéo. en Médecine Dentaire

G. GOREUX-MAROIS
- Réflexions d'une biologiste

K. T. DANIEL PhD
- Soja, ami ou ennemi de notre santé ?

J.-C. GUILLAUME
- L'apiculture écologique de A à Z

Pr H. N. GUERNSEY
- Key-notes matière médicale

Dr A. HORVILLEUR
- Matière Médicale Homéopathique

Dr O. A. JULIAN
- L'Homéo. … urgences médicales
- Matière Méd. Biothérapiques-Nosodes

Pr H. JOYEUX
- Le cancer de la prostate

I. KARGER
- Les 12 Sels de Schüssler

Dr J. T. KENT
- Aphorismes

H.L. KÖNIG & H.D. BETZ
- Radiesthésistes & Sourciers

Pr K. KOROTKOV
- Les champs d'énergie humaine
- Les principes de l'analyse GDV

S. KRAMER
- Stop ! À la malbouffe croquettes de nos chiens et chats

Dr C. KREBS
- La Kinésiologie selon le Dr Charles Krebs

Dr L. KRUMHOLZ & Dr J. BORSARELLO
- Ostéopathie et Acupuncture

Drs LE FUR BENSOUSSAN & SAREMBAUD
- Pari homéopathique en Banlieue

Dr G. LIPPERT
- Médecine douce des Animaux
- Les Corps Cathédrales

Drs G. LIPPERT & B. SAPY
- La Malbouffe ou la Vie

R. LOGAN
- Le traitement homéopathique de l'eczema

Dr F. MACHINAL
- Astrologie au service du praticien homéo.

Dr P. MEIER
- Les Trois Visages de la Vie

Dr J. MERIC
- Vaccinations : je ne serai plus complice !

J. MILLEMANN & Ph. OSDOIT
- Homéopathie vétérinaire

Dr G. MOUTON
- Ecosystème intestinal et santé optimale

Actes de Colloque, Parlement européen, déc. 2003
- Sida en Afrique

Actes de Colloque, Grande Région, mars 2004
- Maladies de l'environnement : un défi…

Pr NGUYEN TAI THU
- Sémiologie thérapeutique et Analgésie en Acupuncture

G. NORDSTRÖM
- Menaces invisibles !

Y. OLIVAUX
- La Nature de l'Eau

J.-C. PEREZ
- L'ADN décrypté

Dr A. PERRIER
- Vaccins

P. PELLIZZARI
- J'ai vérifié la Médecine Nouvelle du Dr Hamer - 2e édition

F.-A. POPP
- Biologie de la lumière

A-C. QUEMOUN
- Homéopathie et Parkinson

Dr Christian ROCHE
- Une Nouvelle Énergie pour Guérir

Jean-Claude ROUSSEZ
- Sida – Supercherie scient. et arnaque hum.

Dr J. RIVÈRE
- Les correspondances graphologiques en Homéopathie

Dr R. SANANES
- Manifestations Allergiques
- Penser et écrire en Homéopathie
- Les Maux digestifs
- Seniors ! Santé, vitalité

R. SANTINI
- Guide européen pollutions électromagn.
- Téléphones cellulaires, Danger ?

Dr R. SEROR
- Connaissance répertoire Kent (3 t.)

C. SMITH & S. BEST
- L'Homme électromagnétique

S. SIMON
- Exercice illégal de la Guérison

[Études de Kiel & Tübingen]
- Amalgames dentaires

S. SIMON et M. VERCOUTÈRE
- Vaccin Hépatite B

X. SLINGUE
- Iridologie métaux et système solaire

Dr H. STOSSIER & Dr M. VON HAHN
- Système digestif performant

Dr A. TAFFIN
- Silhouette minceur Méd. douces

Pr S. H. TALCOTT & Dr J.-P. GALLAVARDIN
- Matière Médicale Homéo. Psychiatrique

C. TERREAUX
- Rôle physiologique de la conscience …

Dr A. VAN DEN BURG
- Magnétothérapie

Dr L. VANNIER
- La Typologie et ses applications thérap.

L. VANNIER & ILIOVICI
- L'Homéopathie sans peine

Dr R. VERGINI
- Vertus curatives du Magnésium

A. VERVARCKE
- Une autre Vision de l'Homéopathie

Dr R. ZISSU
- Les Migraines en Homéopathie

M. A. DESTRÉ
- Conscience

Dr L. DE BROUWER
- Cette bouffe qui nous tue - 2e édition

Dr J.-P. MASCHI
- Sclérose en plaques et pollution électromagnétique

D. KAAYLA T.
- Soja, ami ou ennemi de notre Santé ?

J.-C. GUILLAUME
- Exposé sur l'apiculture écologique

Peter LEHMANN
- Stopper la prise de psychotromes

Dr Jean-Michel PELÉ
- En finir avec la perte de vos dents !

Jean-Claude PEREZ
- Le supra-code de l'ADN

Nancy Turner BANKS, MD
- "SIDA", opium, diamants et empire

Michelle VERHAEREN
- Sommes-nous les pantins de notre histoire familiale ?

22, route des Fagnes, B-4190 Ferrières, Belgique
ISBN 978-2-87211-143-5 • Dépôt légal 2016/5053/A2
2e édition : Janvier 2019
Courriel : infos@mpeditions.be

Traduction : Marco Pietteur (jusque la page 104 incluse)

HAFIDA ALILOU

LE PETIT LIVRE DE L'ÉQUILIBRE ACIDO-BASIQUE

Savoir s'alimenter,
gérer son stress
et bouger

MedicatriX

Avant-propos

Ce qui distingue ce petit livre rédigé pour vous est son côté volontairement concret car il aborde un problème qui pourrait prendre des centaines de page, mais mon but est de rendre un sujet complexe accessible en le limitant à son strict objectif pratique.

Vous n'y lirez pas des démonstrations biochimiques qui détaillent les réactions métaboliques de chaque aliment ! Mon but est de vous offrir mon concret, une expérience de plusieurs années dans l'application des principes de nutrithérapie à l'alimentation santé quotidienne de vos proches.

Durant ces années, j'ai constaté que le manque de temps nous pousse aux choix faciles dansles options de notre alimentation quotidienne, et le « quotidien », ce répétitif obligé rend encore plus difficile l'application avec rigueur de certaines règles essentielles dans notre assiette.

Néanmoins on peut conjuguer facilité et qualité au quotidien ; cette recherche de la facilité,– et cela semblera paradoxal –, m'a finalement guidé vers une alimentation saine ! Comment ? Vous remarquerez par exemple, que simplement couper tomates et des carottes « bio » et en y rajoutant une belle salade fraîche, des oignons et quelques noix, prend moins de temps que d'aller se goinfrer dans un fast food ou acheter un plat préparé ! Faire mijoter mes carottes avec de la coriandre et du gingembre est plus rapide et me procure une satisfaction unique : nourrir mes proches en santé.

La solution pour ceux qui malgré leurs efforts pour observer au quotidien une pratique alimentaire saine mais n'y arrivent pas toujours, est d'optimaliser les apports nécessaires à l'équilibre acido-basique comme nous l'enseigne la nutrithérapie et ce petit livre.

La Nutrithérapie nous apprend qu'optimaliser notre santé par des apports réfléchis en complément alimentaire de qualité est essentiel.

Plusieurs formes moléculaires de minéraux alcalins existent sur le marché ; parmi celles rencontrées couramment, les bicarbonates, et les citrates que je prône. Les citrates sont des sels organiques présents naturellement dans l'alimentation, et une supplémentationlogique doit être réalisée avec des citrates typiques de notre nourriture, par ailleurs 3 fois plus performants que la forme carbonate.

L'équilibre acido-basique est une des clés de toute santé ou guérison ; vous pouvez prendre tout ce que vous voulez comme compliments alimentaires, mais hélas avec un terrain acide, les effets positifs attendus ne seront pas au rendez-vous. Bien certainement le drainage hépato-rénal, deuxième clé santé essentielle que le thérapeute doit respecter, ne doit-il pas être oublié lui aussi !

Se nourrir prioritairement avec des légumes et des fruits frais et « bio », diminuer de manière raisonnée les apports carnés, devrait être un reflexe naturel pour vivre en santé, mais la pratique au quotidien est parfois difficile.

C'est pourquoi je vous y aide en publiant sur mon blog des recettes originales simples et faciles et vous invite à voyager sur : http ://maitressedesepices.blogspot.be/

Importance de l'équilibre des bases pour la santé

« De tous les composants de nos humeurs, c'est l'acide qui a les répercutions les plus nocives ».

(Hippocrate)

Ce que les naturopathes affirment depuis Hippocrate s'est vu confirmé ces dernières années par des centaines de publications scientifiques.

Si vous vous sentez en bonne santé et débordant de vitalité, stop !
Ce livre n'est pas pour vous !

Si vous vous reconnaissez, ne fut-ce que partiellement au sein de ce petit questionnaire, vous devez lire ce livre !

- Êtes-vous souvent fatigué, irrité et tendu ?
- Avez-vous souvent des brûlures d'estomac ou des problèmes gastro-intestinaux ?
- Vos cheveux sont-ils devenus plus fins ou les perdez-vous, vos ongles sont-ils devenus cassants ?
- Êtes-vous souvent courbaturé après avoir fait du sport ?
- Avez-vous souvent des caries alors que vous soignez vos dents ?

Ou souffrez-vous de :

- Douleurs osseuses ou ostéoporose ;
- Douleurs musculaires et articulaires ;
- Rhumatisme ou douleurs chroniques ;
- Maux de tête fréquents ou crises de migraines ;
- Diabète sucré ;
- Pierres aux reins ou goutte ;
- Problèmes de ménopause ou syndrome menstruel ;
- Perturbations du rythme cardiaque ou hypertension ?

• • •

Des études scientifiques démontrent que notre métabolisme n'est pas adapté au mode de vie et d'alimentation moderne déséquilibré que nous lui imposons généralement et s'acidifie insidieusement. Notre corps dispose de systèmes tampons et de voies d'élimination importants pour neutraliser les acides métaboliques ou pour s'en débarrasser : tandis que le foie dégrade les acides métaboliques, les poumons évacuent les acides volatils en expirant du dioxyde de carbone (CO_2) et les reins éliminent les acides fixes (acide phosphorique, acide sulfurique et acide chlorhydrique) sous forme d'ions de phosphate, de sulfate et de chlorure. Les acides fixes sont des acides « forts » très agressifs. Ils doivent être liés et lors rendus inoffensifs par le potassium, le sodium et le magnésium ou le calcium. Une hyperacidité durable surmène nos systèmes tampons – on en arrive à une acidose métabolique latente. La médecine traditionnelle ne s'intéresse généralement pas à cette forme sans symptômes aigus qui reste alors souvent cachée pendant des dizaines d'années. Dans le langage courant, on emploie souvent le terme « hyperacidité » pour acidose latente. Un métabolisme acido-basique perturbé favorise l'apparition de maladies chroniques. Les acides forts attaquent les os, les tissus conjonctifs et les cellules. Ils provoquent des douleurs et des problèmes variés. Il existe un lien étroit entre un métabolisme acido-basique perturbé et des perturbations dans l'équilibre des minéraux.

Une mauvaise alimentation, un manque d'exercices physiques et les hormones fabriquées par un stress négatif favorisent une situation métabolique acide. Le stress peut véritablement vous couper le souffle. On expire alors moins d'acides sous forme de dioxyde de carbone et on inspire moins d'oxygène pour le gain d'énergie. Par conséquent, une hyperacidité apparaît, ce qui fait baisser le seuil d'irritabilité des nerfs. Nous sommes alors, comme nos nerfs, plus facilement irritables, hypersensibles et de mauvaise humeur. Pour compenser cela, il faudrait s'accorder régulièrement des moments de détente. Un déséquilibre acido-basique dans notre corps peut aussi être la conséquence de notre alimentation. Notre corps forme par exemple des acides métaboliques lors de la transformation des protéines et du sucre. L'alimentation occidentale contient très souvent un excès d'aliments acidifiants. C'est pourquoi les aliments alcalinisants (fruits, légumes, herbes aromatiques) sont très importants pour le métabolisme alcalin.

Grâce à la respiration profonde, le sport améliore l'alimentation en oxygène et l'évacuation du dioxyde de carbone. L'exercice physique a donc un effet "alcalinisant", bien que le travail musculaire produise des acides. Dans le sport de compétition, la formation des acides par les muscles peut prendre le dessus et contribuer à une hyperacidité chronique. Il est alors important de compenser cela par une alimentation plutôt alcaline. Plus d'informations sous le titre « Alimentation », en page 17.

En raison d'une modification de la situation métabolique, il y a, en cas de diabète, régimes et cures d'amaigrissement, une plus grande formation d'acides (corps cétoniques acides) qui doivent être neutralisés. L'hyperacidité la plus fréquente chez les diabétiques est la cétoacidose. Les diabétiques ont souvent un besoin accru en potassium, magnésium, calcium, vitamine D et zinc. Les corps cétoniques acides et les acides métaboliques provoquent le sentiment de malaise typique qui apparaît souvent lors de régimes déséquilibrés riches en protéines et lors de la pratique du jeûne.

• • •

Organisation des 3 prochains chapitres

Les 3 piliers du métabolisme des minéraux alcalins

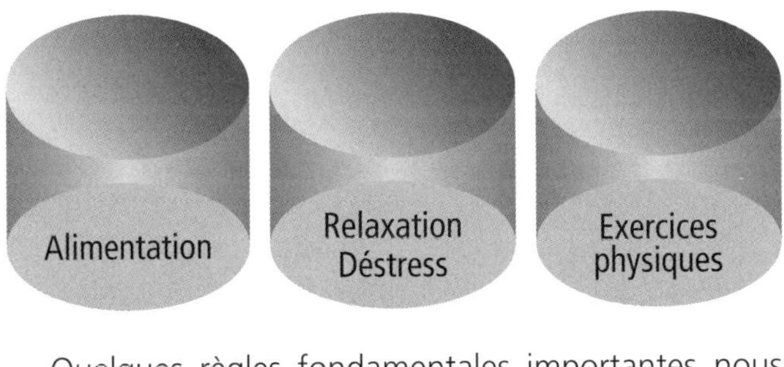

Quelques règles fondamentales importantes nous aident simplement à maintenir l'équilibre acido-basique de notre corps pour que nous restions en forme et au maximum de notre vitalité. Ces règles fondamentales peuvent être réparties en 3 grands principes (voir graphique) : alimentation, relaxation - déstress et exercices physiques.

Alimentation

Certains aliments ont un effet acidifiant; d'autres, un effet alcalin sur notre organisme. Cet effet métabolique n'a rien à voir avec le goût: les fruits ont un goût acide, mais sont alcalinisants parce qu'ils sont riches en minéraux alcalins comme le potassium et le magnésium et contiennent des sels alcalins organiques comme le citrate. Le citrate est le sel de l'acide citrique et a un effet alcalin dans le corps, en aidant à lier 3 molécules acides et à les métaboliser.

L'alimentation moderne contient souvent de nombreux acidifiants et peu d'alcalinisants (voir au chapitre suivant « Effet des aliments »).

Si on ne fait pas assez d'exercices physiques, un excès de sucre surmène nos cellules; elles ne peuvent pas le brûler convenablement et le transforme donc partiellement en acides. Mais c'est surtout l'excès de charcuterie, de viande, de fromage et d'autres fournisseurs de protéines animales qui surcharge l'intestin, bloque le métabolisme de l'énergie dans le foie et favorise l'hyperacidité. L'assimilation excessive d'acides fixes *via* la nourriture exige beaucoup d'efforts des organes désacidifiants: le foie et les reins. À la longue, la surcharge en acides peut restreindre le fonctionnement de ces organes. Plus de détails dans « Les racines de l'hyperacidité se trouvent dans l'intestin et le foie », page 40 et dans « Pierres aux reins et protection des reins », page 67.

• • •

Effet des aliments

Très acidifiants

Viande, charcuterie, poisson, fromage, sucre et sucreries, boissons sucrées comme les limonades ou le coca, produits à base de farine blanche, café, alcool, nicotine, sulfate, sulfite, phosphate, chlorure.

Faiblement acidifiants

Lait, yoghourt, crème, produits à base de blé complet, noix, sel.

Neutres

Huiles végétales naturelles, beurre.

Alcalinisants

Tous les légumes (par ex. tomates, carottes, oignons, champignons, chou-rouge, salade, pommes de terre), tous les fruits (par ex. pommes, baies, agrumes), toutes les herbes aromatiques, l'eau minérale, fruits secs non soufrés, potassium, magnésium, calcium.

L'équilibre acido-basique n'est évidemment pas le seul critère d'une alimentation saine.

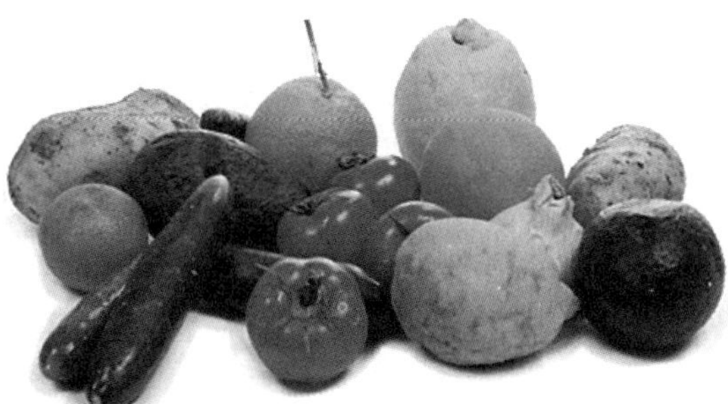

Boire : la base d'une saine alimentation

Bien boire, c'est l'alpha et l'oméga d'un mode d'alimentation basique. On recommande de boire au moins 2 à 3 litres d'eau et de tisanes alcalines par jour. On dilue ainsi les acides dans le corps et ceux-ci peuvent être mieux éliminés. En plus, cela ménage les reins et maintient l'irrigation sanguine.

Ce sont souvent les personnes plus âgées qui ne respectent pas les apports recommandés. Mais les enfants et les actifs boivent souvent aussi trop peu ou pas ce qui convient. Car les limonades et le coca fournissent certes du liquide, mais généralement aussi de grandes quantités de sucre, et en partie, des phosphates, ce qui a à son tour un effet acidifiant. L'alcool et le café aussi sont très acidifiants et encombrent le métabolisme.

Les boissons conseillées sont l'eau du robinet et l'eau minérale, le thé non sucré, surtout les tisanes. Vous pouvez boire aussi de l'eau pétillante, l'acide carbonique, acide organique, est simplement éliminé quand on expire.

Si possible, buvez dès le matin ½ litre d'eau (tempérée) pour compenser la perte de liquide de la nuit. Car celle-ci, en raison d'un épaississement du sang, entraîne une diminution du flux sanguin, ce qui peut provoquer une acidose locale. Le risque d'apoplexie et d'infarctus en est triplé le matin (voir page 75).

Buvez 2 litres de plus de préférence répartis sur la journée pour que le corps soit en permanence suffisamment hydraté.

Alimentation basique équilibrée

Les légumes, fournisseurs principaux des apports alcalins, devraient être à la pointe d'une alimentation saine. Des repas fraîchement préparés, riches en légumes sont ce qu'il y a de mieux pour le métabolisme acido-basique, car ils sont très riches en minéraux alcalins comme le calcium, le magnésium et surtout le potassium, trop peu présents dans l'alimentation actuelle.

Comme les légumes, les herbes aromatiques et les fruits sont riches en alcalinisants organiques (citrate, lactate, acétate) ; il faudrait donc en augmenter nettement l'apport. Une alimentation basique durable devrait se composer de 70 % d'aliments alcalins et de 30 % seulement d'aliments acidifiants. Ce n'est pas toujours possible ou difficile pour beaucoup de gens, car la préparation et la consommation demandent du temps. Mais même la recommandation, relativement faible, de manger 5 portions de fruits et légumes par jour n'est respectée que par 10 % de la population.

Pour garantir malgré tout un métabolisme acido-basique équilibré, une supplémentation en compléments alimentaires peut être judicieuse. Le mieux, c'est une poudre alcaline à base de citrates qui imite dans la proportion de ses minéraux l'exemple de la nature, est riche en potassium, mais pauvre en sodium, et contient du calcium et du magnésium dans le rapport naturel 3 : 2.

Beaucoup d'herbes aromatiques, la mélisse surtout, sont très bonnes pour la santé, ont un effet relaxant et atténuent le stress. Elles combattent les causes psychiques de l'hyperacidité. Le phosphate, le soufre et le chlorure (composants du sel de cuisine et de l'acide chlorhydrique) ont un effet négatif sur le métabolisme acido-basique. Ces substances sont assimilées à partir d'aliments d'origine animale ou très transformés. Elles sont souvent utilisées pour conserver les aliments par exemple lors du salage d'aliments, du soufrage du vin et des fruits secs, mais aussi dans la nourriture prête à la consommation, la charcuterie, le coca, les fromages fondus, etc. Les acides aminés soufrés sont présents en abondance dans les protéines animales (viande, charcuterie, poisson, lait et produits laitiers ainsi que les œufs). C'est pourquoi la consommation d'aliments d'origine végétale frais et aussi peu transformés que possible est très importante pour une alimentation alcalinisante. L'avantage d'un repas préparé par soi-même est que l'on sait ce qu'il contient !

Ajouts de phosphate dans les aliments

Le phosphate est un nutriment vital, mais à cause de ses qualités de conservateur, régulateur de l'acidité, stabilisateur, émulsifiant et exhausteur de goût, on utilise de plus en plus de phosphate libre comme additif alimentaire ou même complément alimentaire. Depuis les années 1990, l'apport quotidien estimé en additifs alimentaires contenant du phosphate est passé de 500 à 1 000 mg par jour. La recommandation de la DGE (Société Allemande pour l'Alimentation) pour les adultes est de 700 mg de phosphate par jour. Mais l'important n'est pas seulement la quantité, mais aussi la qualité des composés de phosphore.

Le phosphate est naturellement présent comme composé organique (viande, pommes de terre, pain, produits à base de farine). Ces composés organiques ne sont assimilés dans l'intestin qu'entre 40 à 60 %. Mais comme additif alimentaire, on utilise du phosphate anorganique « libre » qui est très bien assimilé. On trouve des additifs de phosphate fortement dosés dans la viande transformée, le jambon, les charcuteries, les conserves de poisson, les pâtisseries, le fast-food, le coca et autres limonades. Les boissons à base de coca contiennent parfois jusqu'à 700 mg de phosphate, c'est-à-dire que le besoin journalier serait déjà couvert par un litre. Les additifs alimentaires à base de phosphate en Europe sont : le phosphate de sodium (E 339), le phosphate de potassium (E 340), le phosphate de calcium (E 341) et les sels des diphosphates (E 450), triphosphates (E 451) et polyphosphates (E 452). **Les aliments "bio" ne peuvent contenir que du phosphate de calcium.**

L'apport élevé en phosphate a des conséquences pour la santé. On l'a d'abord constaté chez les patients souffrant des reins qui ont souvent des taux élevés de phosphate dans le sang à cause d'une moindre élimination. Les taux de phosphate élevés chez ces patients augmentent nettement la mortalité globale (d'un facteur 2,27 chez les patients dialysés). Des taux sanguins de phosphate situés dans la partie élevée de la fourchette normale sont déjà associés à l'**artériosclérose**. Des études cliniques l'ont même démontré chez des hommes jeunes en bonne santé. Il faut donc considérer d'un œil critique l'utilisation massive de phosphate pour la santé cardiovasculaire.

Peuples à la longévité remarquable

Ce que l'on appelle les « zones bleues » sont des régions scientifiquement analysées dans lesquelles les populations ont une longévité très importante tout en restant actifs, en forme et indépendants. Une caractéristique commune de ces zones bleues est une alimentation à dominante végétale. Ces populations savent en outre trouver leur propre équilibre alimentaire et rester modérés dans leur consommation. Les adventistes, une communauté religieuse des USA, et les habitants d'Okinawa font partie de ces zones bleues.

Pendant longtemps, les hommes les plus âgés et en meilleure santé au monde ont vécu sur l'île japonaise d'Okinawa. Il a été démontré que cela n'était pas dû à leurs gènes, mais bien à leur mode de vie et d'alimentation.

Pour les habitants d'Okinawa, la devise était : « Moins, c'est plus ». Pendant toute leur vie, ils mangeaient très modérément (environ 1 800 kcal par jour), un peu de poisson (environ 15 g par jour), pratiquement pas de viande ni de produits laitiers. Ils avaient l'espérance de vie la plus élevée au monde et vivaient le plus longtemps en bonne santé. Leur alimentation était riche en hydrates de carbone complexes (patates douces), légumes, légumineuses et fibres alimentaires, pauvre en protéines (39 g par jour) et graisses (12 g/jour), et très pauvre en produits d'origine animale. Leur nourriture leur fournissait traditionnellement en moyenne 5 200 mg de potassium, 1 130 mg de sodium, 396 mg de magnésium et seulement 500 mg de calcium par jour. Leur nourriture était donc très alcaline. Par contre, l'alimentation occidentale contient beaucoup plus de sodium que de potassium, beaucoup de phosphate et de protéines, ce qui entraîne une charge élevée d'acides métaboliques. Depuis que les habitants d'Okinawa se sont mis à adopter l'alimentation occidentale, leur longévité décline progressivement.

Aujourd'hui, ce sont les Adventistes qui ont l'espérance de vie la plus élevée. Eux aussi ont une alimentation en grande partie végétale – beaucoup d'Adventistes sont végétariens ou végétaliens. Les Adventistes végétariens ne consomment que peu de produits laitiers, mais régulièrement du soja. Les Adventistes végétariens vivent en moyenne 9,5 (hommes) et 6,1 (femmes) années de plus que la population californienne moyenne.

L'alimentation végétale… un soulagement !

Le modèle d'alimentation d'Okinawa fait baisser le risque de maladies métaboliques. Les maladies cardiovasculaires, les cancers du sein et de la prostate y sont 5 à 10 fois plus rares que dans les pays occidentaux. L'ostéoporose y est rare malgré le peu de calcium contenu dans l'alimentation.

Quand on décide de changer d'alimentation, il est recommandé de commencer par réduire les aliments d'origine animale. Ceux-ci surchargent le corps non seulement parce qu'ils ont un effet acidifiant. Vous trouverez d'autres arguments dans les chapitres suivants.

La Société Allemande pour l'Alimentation recommande de manger de la viande maximum 1 à 2 fois par semaine. Mais les assiettes allemandes reflètent une autre réalité : plutôt 2 à 3 repas carnés par jour. Cette habitude a des répercussions sur la santé. Le lien entre consommation de viande et syndrome métabolique est scientifiquement bien établi.

Les diététiciens, les profs. Docteur Leitzmann et Elmafda, nous expliquent : « une nourriture conforme à notre évolution, serait aujourd'hui, pour presque tous les hommes, une alimentation mélangée, mais à dominante végétale que l'on peut réellement considérer comme l'alimentation naturelle de l'homme». Cela ne se voit pas seulement à l'histoire de l'évolution de l'homme, mais aujourd'hui encore à l'anatomie de sa mâchoire et de son intestin ainsi qu'à son équipement enzymatique. Ainsi l'homme, éléments typiques des herbivores, ne synthétise pas la vitamine C et dégrade mal l'acide urique et le cholestérol.

En outre, lors de leur transformation, on ajoute aux aliments d'origine animale de grandes quantités de sel (chlorure de sodium, de minéraux), et d'autres conservateurs qui surchargent les métabolismes acido-basique. La raison essentielle pour laquelle les légumes et les fruits sont si bons pour la santé, c'est qu'ils sont très pauvres en sodium et riches en potassium.

Les produits laitiers aussi font partie des aliments d'origine animale et sont consommés partiellement en trop grandes quantités car le lait n'est prévu dans la nature que comme aliment pour nourrissons. De manière inadéquate, ce sont surtout les végétariens qui ont souvent tendance à compenser leur consommation de viande par une plus forte consommation de produits laitiers.

Le lait, bon ou mauvais ?

À cause de son taux élevé en phosphate, le lait de vache a un effet acidifiant sur le métabolisme, mais ce pourrait bien être le plus petit des problèmes qu'il pose. Les produits laitiers provoquent des intolérances, non seulement à cause du lactose, mais aussi à cause des protéines lactiques, des hormones de croissance qu'il contient et de la charge fréquente en antibiotiques. La protéine du lait de vache est considérée comme l'allergène le plus important dans le cadre de la dermatite atopique et favorise l'acné de nos adolescents.

D'après une étude de Lanou (2009), les produits laitiers n'offrent pas de protection contre l'ostéoporose, mais augmentent nettement, si on en mange beaucoup, le risque de maladies auto-immunes comme le diabète de type I et la sclérose en plaques, plusieurs sortes de cancers, des allergies ainsi que des inflammations de l'oreille moyenne chez les enfants. En tant que nourriture naturelle, le lait de vache contient des hormones de croissance pour les veaux nouveau-nés et favorise en outre énormément la production du facteur de croissance humain, le IGF-1. Le lait est un moyen parfait d'engraisser non seulement les veaux, mais aussi, chez l'humain, ses cellules cancéreuses.

Après son deuxième infarctus à l'âge de 46 ans, le professeur Kurt Oster, cardiologue réputé, s'est intéressé au lait et a rendu, entre autres, son homogéïnisation responsable de l'augmentation énorme de l'artériosclérose. Il a abandonné le lait et les produits laitiers et a vécu en santé encore des dizaines d'années.

L'École Médicale de Harvard, comme pour être à la pointe de la recherche au niveau mondial, donne un bon exemple et ne conseille pas la consommation régulière de produits laitiers, mais recommande de *les limiter à 1 à 2 portions par jour parce qu'une plus forte consommation est assimilée à un risque plus élevé de cancers de la prostate et de l'utérus*».

China Study : l'optimum pour la santé est sans protéines d'origine animale

Le nutritionniste T. Colin Campbell démontre qu'une alimentation non naturelle avec un excès d'aliments d'origine animale n'est pas adéquate pour nous, les hommes. Il est depuis plus de 40 ans à la pointe de la recherche et s'occupe surtout de l'influence de l'alimentation sur le cancer. Il a découvert que seule une modification de la quantité de protéines animales dans notre nourriture peut stimuler ou freiner la croissance du cancer chez les cobayes – indépendamment d'une très forte prédisposition génétique. Il a dirigé la "China Study", l'étude la plus vaste sur l'alimentation, le mode de vie et la maladie dans l'histoire de la recherche biomédicale. La China Study montre des liens évidents entre une alimentation riche en protéines animales et l'apparition de maladies chroniques, diabète, obésité, démence, maladies cardiovasculaires et cancers.

Selon la Nationale Verzehrsstudie II (étude nationale de consommation II), les hommes et les femmes consomment nettement plus de protéines que ce qui est conseillé. La source principale, c'est la protéine animale (viande, charcuterie, fromage, lait). Il est temps de remettre en question et de diminuer notre consommation de protéines animales.

Performances et nourriture d'origine végétale

Bill Clinton, l'ex-président des USA, est un exemple vivant du fait qu'une alimentation à base de végétaux, sans protéines animales ni graisses peut nettement améliorer la santé. Après un infarctus et 4 by-pass en 2004, on lui a mis 2 stents en 2010. Il est alors passé à une alimentation purement végétale sans lait ni viande, parce qu'il voulait pouvoir connaître ses petits-enfants. Clinton a dit, lors d'une émission télévisée, qu'il avait perdu 11 kg grâce à ce changement d'alimentation et qu'il se sentait en meilleure santé que jamais.

Son médecin, le docteur Ornesh lui a dit: « *Si tu veux connaître tes petits-enfants, plus de lait, ni de viandes !* ».

La quadruple médaillé d'or Carl Lewis, qui a été élu « Sportif du siècle » par le Comité Olympique en 1999, ne se nourrit plus que de végétaux et attribue à son mode d'alimentation une part essentielle de ses succès. Dave Scott, un végétalien, a gagné 6 fois le légendaire Triathlon IRONMAN à Hawaii. Le préjugé qui veut qu'une alimentation végétale rende malade et faible a été scientifiquement contredit depuis longtemps.

Jeûne alcalin

Le jeûne alcalin est une forme d'alimentation végétale très riche en substances alcalines, qui ne comprend que des repas alcalinisants. Le couple Wacker l'a fait connaître en Allemagne, il se limite à 2 à 3 semaines en fonction de votre état de santé. Comme le jeûne en général, cette pratique a pour beaucoup un arrière-plan spirituel. D'autres le pratiquent pour des raisons de santé. Madame Wacker a écrit beaucoup de livres intéressants à ce sujet en décrivant beaucoup de délicieuses recettes.

Une charge élevée en acides fait qu'à la longue les acides non neutralisés sont stockés dans le tissu conjonctif comme des « **scories acides** ». Le jeûne alcalin provoque un afflux de substances alcalines qui chassent ces acides accumulés.

Maigrir – alcalin et bon pour la santé

Une perte de poids va automatiquement de pair avec une augmentation de la formation d'acides au sein du métabolisme (céto-acidose). Si on commence une cure d'amaigrissement alors que l'on est en hyperacidose, on soumet le corps à une surcharge extrême en acides. Les conséquences en sont un manque d'entrain, des sautes d'humeur et une légère irritabilité et même des problèmes plus sérieux.

Avant une cure d'amaigrissement, il faudrait donc d'abord compenser la situation métabolique acide et remplir les réserves tampons. Cela se fait très rapidement et efficacement grâce à une alimentation strictement alcaline comme lors d'un jeûne alcalin ou à l'aide d'une poudre alcalinisante à base de citrate

Une alimentation strictement basique est en même temps une alimentation purement végétale. Vous pouvez ainsi prévenir les maladies et maigrir en même temps. Car un mode d'alimentation végétal varié est riche en substances vitales et en fibres alimentaires, possède une faible densité calorique et convient donc parfaitement dans le cadre d'une stratégie de diminution de poids.

Des régimes douteux, shakes protéinés et pilules miracles pour maigrir, qui déséquilibrent souvent encore plus le métabolisme, sont superflus. Ce n'est pas ainsi qu'on obtient une vraie diminution de poids durable, au contraire : l'effet yoyo est préprogrammé. Pour assurer votre bien-être et des succès durables, il faudrait faire des exercices réguliers et passer à une alimentation à dominante végétale, ce qui correspond le mieux à l'homme du point de vue de l'évolution et de la nutrition.

Inconvénients des régimes protéinés

Les produits traditionnels de substitution aux repas contiennent beaucoup de protéines animales, par exemple la protéine du lait et du petit-lait, et ont donc un effet acidifiant sur le métabolisme. On ajoute souvent à ces préparations des composés minéraux comme par exemple du chlorure de potassium et du phosphate de calcium qui n'offrent aucune compensation basique au métabolisme.

Lors de régimes protéinés (par exemple les produits traditionnels de substitution aux repas, le régime Atkins, le régime South-Beach), les acides aminés soufrés provenant des protéines animales provoquent en outre une surcharge de l'organisme, et des reins, en acides métaboliques. Ce taux élevé en protéines peut certes combattre la dégradation des muscles, mais il renforce simultanément l'acidose métabolique latente en cas de régime. Les hydrates de carbone sont souvent mal considérés dans les régimes, pourtant, seuls les hydrates de carbone simples (= sucre) ont un effet négatif pour la santé parce qu'ils entraînent une montée rapide de la glycémie. Par contre, les hydrates de carbone complexes souvent présents en liaison avec des fibres alimentaires sont excellents pour la santé. Il en va de même pour les protéines. De grandes quantités de protéines affluant rapidement dans le sang surchargent le métabolisme. On n'en utilise qu'une petite quantité pour fabriquer la masse musculaire, la plus grande partie doit être dégradée : en glucose, ammoniac et urée. Aux USA, où la mode des régimes « très protéinés, pauvres en hydrates de carbone » appartient au passé, l'American Heart Association met en garde : « les personnes qui suivent un régime protéiné risquent une carence en vitamines et en minéraux ainsi que des problèmes cardiaques, rénaux, osseux et hépatiques ». Un régime sain qui soutient le métabolisme devrait donc contenir assez d'hydrates de carbone complexes, de fibres alimentaires et une quantité adéquate de protéines disponibles peu à peu et pas de sucre. Il devrait aussi contenir des minéraux alcalins en suffisance et toutes les vitamines essentielles, oligoéléments et acides gras.

Quel café boire ?

Un aspect important de l'alimentation alcaline est aussi le renoncement aux drogues acidifiantes comme le café, l'alcool et la nicotine. Pour beaucoup, ce renoncement est un grand obstacle surtout en ce qui concerne le café. Mais d'un point de vue scientifique aussi, le renoncement brutal au café est controversé.

Le café augmente certes l'élimination des minéraux alcalins, mais le sevrage soudain de la caféine surcharge la circulation et entraîne des phénomènes de manque comme les « maux de tête dus au régime ». Tout qui recommence à boire du café après un jeûne alcalin, surcharge doublement son corps. Les modifications dans la consommation de café surchargent le système cardiovasculaire tandis que la consommation régulière crée une habitude. Le docteur Jacob s'est occupé de ce problème et a développé une recette harmonieuse qui ménage le goût et le métabolisme : les Chi-Cafe. Ils contiennent des minéraux de grande qualité et des fibres alimentaires à base de fibres d'acacia et stimulent doucement et à long terme grâce à la guarana et aux cafés vert et torréfié. Non seulement il facilite le jeûne alcalin, mais il permet de boire un café avec plaisir sans altérer la santé.

• • •

Relaxation
Déstress

Nous avons tous besoin de phases de détente. C'est pourquoi nous devrions dormir régulièrement et suffisamment et nous accorder de bonnes pauses.

Choisissez une distraction qui vous permet de vous déconnecter et essayer de l'intégrer dans votre journée ou le cours de la semaine. Il existe des possibilités infinies selon les individus, comme par exemple la lecture d'un bon livre, un hobby sportif, une longue promenade, une sieste régulière, du yoga, de la méditation ou la prière.

Conseil : Si vous avez tendance à trop remplir vos journées de travail, inscrivez une pause à un moment précis dans votre agenda.

Un moment pour respirer

L'oxygène est de loin notre fournisseur d'énergie le plus important. Grâce à elle, nous brûlons les calories des repas. Sans une bonne alimentation en oxygène et l'expiration des acides volatiles (dioxyde de carbone), le métabolisme se paralyse et nous nous acidifions. L'inspiration est donc notre alimentation en énergie la plus importante, l'expiration la mesure de désacidification la plus importante. Sans respirer nous ne survivons même pas 5 minutes, sans manger par contre nous survivons des semaines. (On ne peut pas expirer les acides fixes comme par ex. l'acide phosphorique. La respiration ne peut donc pas remplacer une alimentation saine, mais les deux se complètent.)

Le stress modifie notre respiration : elle devient plate et courte. Chez les personnes stressées surtout, une modification de la technique respiratoire peut donc être très efficace. La respiration par le ventre est la meilleure des respirations. Elle consomme moins d'énergie que la respiration pulmonaire, fait baisser la tension et favorise la détente. Elle entraîne une amélioration drastique de la prise d'oxygène puisque le volume des poumons double ou triple et que les endroits les plus petits des poumons sont aérés. Les organes internes aussi profitent de la respiration profonde par le ventre : ils sont massés et la digestion est stimulée.

Offrez-vous donc au moins une fois par jour 5 minutes de relaxation, couchez-vous sur le dos et respirez profondément par le ventre, par exemple avant de vous endormir.

• • •

Exercices physiques

Les exercices physiques légers stimulent la respiration profonde et l'alimentation en oxygène. Le dioxyde de carbone, acide volatil, est mieux expiré par les poumons. Ils soutiennent aussi le bicarbonate, tampon basique le plus important. L'exercice et une respiration profonde ont ainsi naturellement un effet désacidifiant et activent la régulation globale acido-basique.

C'est pourquoi on recommande de faire au moins 30 minutes de sport par jour et des phases de détente régulières. Le mieux, c'est un sport d'endurance léger à l'air libre qui garantit en même temps une bonne alimentation en oxygène.

L'exercice est aussi un moyen efficace de se déstresser. Car le stress peut assombrir l'humeur *via* une respiration plate et les hormones du stress comme acidifier le métabolisme.

Hyperacidité et carence minérale pendant la pratique sportive

Le sport est bon pour la santé. Il améliore l'approvisionnement en oxygène et l'élimination du dioxyde de carbone par la respiration profonde. L'exercice régulier a donc un effet alcalin et il améliore également le tampon sanguin, même si le muscle qui travaille forme quant à lui des acides. Dans les sports de compétition, cependant, l'acidification des muscles peut prédominer et contribuer à l'hyperacidité chronique.

Le fait que le sport intensif a un effet négatif sur l'équilibre acido-basique et minéral peut être vu directement chez de nombreux athlètes. Une perte de cheveux précoce et des cheveux fins sont des symptômes typiques. Les bons minéraux alcalins sont particulièrement importants dans la pratique sportive : ils soutiennent les muscles, les os et les articulations et compensent les pertes minérales dues à la transpiration. Il est important de contrecarrer ce phénomène par un régime alimentaire particulièrement riche en substances alcalines et minérales. Le sport augmente la respiration cellulaire, acidifie le sang veineux *via* la production d'acide lactique et carbonique, et augmente en même temps le pouvoir tampon du bicarbonate. La pratique intensive d'un sport engendre une consommation importante des réserves en minéraux et nécessite un approvisionnement supplémentaire en potassium, magnésium et calcium formant alors des composants alcalins. Le sel quant à lui est généralement suffisamment absorbé par l'alimentation.

Importance de l'intestin et du foie

L'intestin et le foie sont des organes centraux dans l'équilibre métabolique et acido-basique. L'intestin, notre organe immunitaire le plus important, compte plus de cellules nerveuses que la mœlle épinière et le nombre des bactéries intestinales métaboliquement actives dépasse le nombre de nos cellules corporelles. Le foie, organe métabolique central, est l'organe de désacidification le plus important. Le concept Ré-énergetik, développé par les docteurs L.M. et K.O. Jacob, représente un complément judicieux à la théorie habituelle du métabolisme acido-basique, tout en tenant compte de l'importance de l'intestin et du foie.

L'origine de l'hyperacidité se trouve dans l'intestin et le foie

Selon le concept Ré-énergetik, le métabolisme acido-basique et énergétique est très influencé par le milieu intestinal. Un gros intestin sain a un pH légèrement acide grâce à l'activité métabolique des bifidobactéries et des lactobacilles. Alors que les tissus sont trop acides chez beaucoup de gens, le gros intestin est souvent trop alcalin.

Dans un gros intestin alcalin, il se forme, lors de la digestion des protéines, un surplus de toxines métaboliques qui surchargent le foie; des germes intestinaux malsains (bactéries de putréfaction) prennent le dessus. Une alimentation riche en viande et pauvre en fibres alimentaires, mais aussi des produits basiques à base de carbonate soutiennent ce processus et déséquilibrent l'intestin. L'ammoniac qui est 1 000 fois plus toxique que l'alcool joue ici un rôle central. L'ammoniac est un produit de dégradation des protéines, qui bloque le métabolisme de l'énergie et la dégradation des acides métaboliques dans le foie. Dans un gros intestin basique, l'ammoniac est complètement résorbé en tant que gaz et surcharge le foie, organe le plus important du métabolisme acido-basique et énergétique. Le foie souffre d'une « gueule de bois » provoquée par l'ammoniac. On se sent fatigué, abattu et sans énergie – exactement comme après une légère gueule de bois. Comment peut-on rétablir l'équilibre acido-basique sans perturber le milieu intestinal ?

Le concept Ré-énergetik repose sur le passage à une alimentation à base de produits complets, sur un assainissement à l'acide lactique de l'intestin, sur des citrates à effet alcalin et sur une compensation physique grâce à une bonne respiration, des exercices réguliers et de la détente. Il complète les trois piliers du métabolisme des bases en ajoutant le soulagement du foie et la reconstitution de l'intestin grâce à l'acide lactique et aux prébiotiques.

Soutien pour l'intestin

L'acide lactique L (+) dextrogyre aide à rétablir un milieu intestinal légèrement acide. Dans un intestin acide, le gaz ammoniac est éliminé comme sel toxique *via* les selles et ne surcharge pas le foie. Le foie peut à nouveau mieux désacidifier et produire de l'énergie. L'acide lactique est dégradé par les bactéries intestinales en butyrate, un inhibiteur du cancer.

En cas de maladies chroniques et d'hyperacidification des tissus, le sang veineux est souvent trop alcalin, tandis que les réserves tampons de bicarbonate du sang sont épuisées. La cause profonde en est une diminution de la respiration cellulaire (dysfonctionnement mitochondrial). Selon le docteur Seeger, célèbre cancérologue allemand, l'acide lactique dextrogyre peut faire augmenter la respiration cellulaire jusqu'à 350 %. Selon la doctoresse W. Fryda, l'acide lactique créerait les conditions parfaites pour que le tissu, hyperacidifié, puisse rejeter sa charge acide dans le sang. Elle recommandait d'augmenter la consommation d'acide lactique dextrogyre en cas de cancer.

Le sel alcalin de l'acide lactique (le lactate) arrive dans les cellules et y sert de tampons. L'acide lactique a un effet plusieurs fois régulateur dans le métabolisme acido-basique (milieu intestinal, soulagement du foie, sang et cellule) et active le métabolisme.

Le lactate agit en même temps comme molécule signal pour les globules rouges et les tissus. En cas de charge régulière d'acide lactique (par l'alimentation ou le sport), plus de « transporteurs de lactate » sont intégrés dans l'enveloppe cellulaire des globules rouges comme « effet training ». Les globules rouges peuvent alors mieux assimiler l'acide lactique de leur environnement et le transporter dans les tissus qui consomment du lactate. Grâce à cette évacuation, les tissus se désacidifient. En cas de surcharge, les transporteurs de lactate présentent la plus grande importance dans la régulation du pH parce qu'ils peuvent augmenter nettement leurs performances de transport.

Le muscle cardiaque et le cerveau profitent aussi d'un meilleur transport du lactate puisqu'ils peuvent utiliser le lactate comme source d'énergie. C'est une des raisons pour lesquelles la performance mentale est souvent améliorée après le sport.

Les fibres alimentaires issues par exemple du topinambour ou des fibres d'acacia nourrissent les bonnes bactéries intestinales et soutiennent ainsi l'effet positif de l'acide lactique.

Substances vitales alcalines : pour et contre

Le meilleur produit basique contient comme base une part la plus élevée possible de citrates organiques et un rapport minéral naturel. Le potassium, le calcium et le magnésium dans un rapport 3 : 2 ainsi que le zinc (essentiel pour la carboanhydrase, enzyme de désacidification) et la vitamine D (pour l'assimilation du calcium et du magnésium et le système immunitaire) sont d'excellents produits basiques.

Citrates organiques *versus* carbonates et bicarbonates anorganiques

Les produits basiques peuvent être à base de citrates ou de carbonates. Savoir quels produits basiques sont meilleurs et plus naturels, voilà un sujet controversé. Les citrates sont des sels organiques à effet alcalin, qui agissent comme tampons et sont présents naturellement dans nos aliments. Les bicarbonates anorganiques sont la partie principale des tampons alcalins du sang. Le choix du produit alcalifiant devrait donc logiquement correspondre au processus d'assimilation : il faudrait réaliser une supplémentation avec des citrates typiques de la nourriture.

Le célèbre **bicarbonate de sodium (natron)** que l'on utilise contre les brûlures d'estomac réagit directement dans l'estomac. L'effet est immédiat, mais hélas de courte durée et ne constitue aucun apport positif pour le métabolisme cellulaire. Car l'apport élevé de natron alcalinise exagérément l'estomac, et en réaction, l'estomac augmente sa production d'acide, ce qui endommage la muqueuse gastrique. Chez les gens qui ont trop peu d'acide gastrique, des bactéries dangereuses peuvent traverser la barrière acide de l'estomac et se fixer dans le tractus gastro-intestinal.

Le bicarbonate de sodium réagit en outre avec l'acide gastrique pour former du sel de cuisine. Comme l'a montré une étude US avec une cohorte de 270 000 participants, le sel de cuisine augmente nettement le risque de cancer de l'estomac. Résultat de cette étude : les personnes à la consommation légèrement élevée à élevée de sel ont un risque 41 à 68 % supérieur de déclencher un cancer de l'estomac. Un excès de sodium est également négatif pour le système cardiovasculaire et les reins. Le milieu des zones inférieures de l'intestin est aussi influencé par le changement des taux d'acides dans l'estomac, car l'acide gastrique est normalement neutralisé au début de l'intestin par la bile. Si on consomme du bicarbonate/carbonate, l'acide gastrique est neutralisé mais l'effet alcalin de la bile se manifeste jusque dans les sections profondes de l'intestin.

Mais un gros intestin sain est légèrement acide, empêchant ainsi la croissance de germes malsains. Un milieu intestinal trop alcalin entraîne par contre une plus grande formation d'ammoniac et augmente de beaucoup la formation de sels biliaires secondaires cancérogènes. Si on ingère des bicarbonates et carbonates régulièrement, et en fortes doses, ils perturbent donc la régulation naturelle globale du pH du tractus gastro-intestinal.

On ne devrait pas boire régulièrement beaucoup d'eau basique ionisée. L'eau est naturellement neutre et pour une bonne raison. Alors que la nourriture végétale a un effet alcalin surtout à cause de sa richesse en composés de potassium organiques, l'eau alcaline fabriquée par électrolyse à partir de l'eau potable contient surtout de l'hydroxyde de calcium concentré. Elle peut alors renforcer une suralimentation nocive en calcium (voir page 47) et perturber la régulation naturelle du pH du tractus gastro-intestinal.

Les **produits alcalins à base de citrate** ménagent l'estomac comme l'intestin et ne déploient leur effet que dans le métabolisme cellulaire. Le processus métabolique central du métabolisme de l'énergie dans la cellule est le cycle du citrate. Les citrates parcourent les étapes du cycle du citrate et éliminent chaque fois 3 molécules d'acides. Les citrates agissent donc directement dans la cellule et combattent ainsi naturellement la cause de l'hyperacidité. L'effet citrate est plus efficace et de plus longue durée. Les lactates comme le lactate de calcium désacidifient aussi et sont conseillés pour le milieu intestinal.

Pourtant on utilise souvent des composés anorganiques comme le bicarbonate de sodium, les phosphates et le carbonate de calcium, car leur fabrication est économique. Les composés organiques biodisponibles plus digestes comme le citrate de potassium, le citrate de magnésium, le citrate de calcium ou le lactate de calcium sont nettement plus chers. D'autre part, l'utilisation multiple de carbonates et de phosphates est due à un manque de compréhension des rapports physiologiques comme de l'interaction étroite entre métabolisme acido-basique et métabolisme des minéraux.

Principes actifs et charges

Le composant principal des poudres alcalines, traditionnellement disponibles sur le marché est le lactose ou le sucre blanc (saccharose). Mais le lactose n'a pas d'effet désacidifiant et sert au mieux d'édulcorant et d'agent de charge bon marché. Le lactose et les autres sucres n'ont rien à faire dans une poudre alcaline de grande qualité. De plus, quelques 10-20 % de la population souffrent d'intolérance au lactose en Europe Centrale. Le sucre blanc qui favorise même la formation d'acide en cas de sous-alimentation en oxygène n'est pas recommandé non plus. Il est donc intéressant de lire les indications en petits caractères sur les emballages. Le taux réel de substances vitales alcalines est déterminant. Beaucoup de produits alcalins contiennent des adjuvants inutiles et sont souvent bien plus onéreux que les mélanges strictement composés de citrates.

Minéraux et oligoéléments

Le besoin en minéraux varie d'un individu à l'autre. Il y a d'ailleurs certains minéraux dont nous sommes bien, moins bien ou abondamment pourvus en raison de notre alimentation.

De même, il y a des minéraux qui sont plus consommés dans certains processus métaboliques. Si on examine l'alimentation pour évaluer la consommation moyenne des minéraux alcalins, les minéraux suivants, souvent en carence, sont importants à complémenter en cas d'hyperacidité : le potassium, le magnésium, le calcium en quantité modérée (pas de supplémentation très dosée) – et dans la plupart des cas, il faudra éviter le sodium.

Rapport sodium-potassium

Nous avons besoin de bien moins de sodium et de bien plus de potassium que ne nous en procurent nos apports alimentaires. Le sel (chlorure de sodium), autrefois accessible aux riches seulement, est devenu une épice universelle très bon marché. Les conséquences sont dévastatrices : de l'hypertension aux pierres aux reins, à l'insuffisance rénale, à l'ostéoporose, au cancer de l'estomac jusqu'à l'AVC et l'infarctus. Une étude US démontre qu'une diminution de sel de seulement 2,5 g par jour, fait baisser de 25 à 30 % les infarctus, AVC, morts dues à des problèmes cardiaques et opérations des artères coronaires.

Le potassium et le sodium sont des adversaires naturels en ce qui concerne leurs qualités comme régulateurs de la **tension**. Mais depuis l'industrialisation, le rapport sodium/potassium s'est modifié de façon drastique par comparaison au passé. Les scientifiques Eaton et Konner ont reconstitué les rapports des minéraux dans l'alimentation à l'âge de pierre. Comparée à l'alimentation actuelle, l'alimentation d'autrefois contenait environ 10,5 g de potassium et 0,8 g de sodium ; aujourd'hui elle ne contient plus que 3,4 g de potassium, mais 3,1 g de sodium. Le rapport du potassium au sodium s'est modifié d'un facteur 12 en faveur du sodium. Les aliments végétaux, non transformés ont conservé tout naturellement le rapport originel.

Le sodium – moins c'est plus

Nous ajoutons du sodium à notre nourriture surtout sous forme de sel de cuisine. Les sources principales de sodium sont le pain, les viandes et le fromage. Les aliments très transformés, les plats prêts à la consommation et les snacks contiennent de grandes quantités de sodium, on devrait donc les éviter. La valeur de référence DACH pour l'apport recommandé de sodium est de 550 mg/jour (ou 1,4 g de sel de cuisine/jour). La valeur maximale recommandée est de 2 400 mg de sodium (ou 6 g de sel de cuisine) par jour. Mais l'apport effectif de sodium dans nos pays (Fr, Be, De) est en moyenne de 3 500 mg/jour pour les hommes et pour les femmes de 2 500 mg/jour. Par conséquent, les femmes qui consomment en moyenne 450 % de la prise recommandée et les hommes 600 % sont suralimentés en sodium.

La Finlande est un précurseur en matière d'alimentation pauvre en sel. Les Finlandais ont introduit des labels pour les aliments très pauvres en sel ou contenant du sel. Ceux-ci permettent aux consommateurs de mieux contrôler leur consommation de sel. Les résultats de cette campagne commencée en 1979 parlent d'eux-mêmes : la consommation de sel a baissé de 40 %, la tension cardiaque est plus basse, la mortalité due aux AVC et aux infarctus a baissé de 80 %.

Conseils pour réduire la consommation de sel :

- Diminuez les aliments transformés, les plats tout préparés, les snacks ;
- Cuisinez vous-mêmes, vous saurez ainsi ce que vous mangez ;

- Ne salez pas votre repas pendant la cuisson, mais seulement à table. Utilisez un substitut de sel riche en potassium et faible en sodium ;
- Buvez de l'eau minérale pauvre en sodium (moins de 20 mg de sodium/l) ;
- Mangez des aliments riches en potassium, car le potassium est l'adversaire du sodium. Choisissez donc des légumes et des fruits frais ainsi que des herbes aromatiques et des noix ;
- Aromatisez vos aliments avec des herbes fraîches ou séchées. Attention : les mélanges d'épices contiennent souvent du sel ;
- Mettez du jus de citron au lieu de sel sur le poisson et les légumes ;
- Au restaurant, demandez un repas non salé ;
- Faites attention au taux de sodium dans la table des valeurs nutritionnelles des aliments et lisez bien les ingrédients. Il y a du sodium dans : le sel/chlorure de sodium, la saumure, le nitrate de sodium, le natron, le citrate de sodium, le glutamate monosodique, le bicarbonate de sodium, le benzoate de sodium, etc. ;
- Faites-vous transpirer en faisant du sport ou en allant au sauna. Vous favoriserez ainsi l'élimination du sel par la peau.

Le potassium – star secrète des fruits et légumes

Il y a beaucoup de potassium dans les fruits et légumes ce qui est très important pour une tension normale et pour un bon fonctionnement des nerfs et des muscles. Une alimentation riche en potassium fait baisser drastiquement le risque d'AVC et protège les reins.

Dans nos pays (Fr, Be, De), la consommation moyenne de potassium est de 3400 mg par jour. Mais le Food and Nutrition Board des USA et du Canada recommande pour tous les adultes un apport de 4700 mg par jour, « pour combattre et prévenir les pierres aux reins, l'ostéoporose, l'hypertension et les AVC ».

Le potassium joue un rôle décisif dans la régulation de l'acide dans les cellules. Si les cellules sont inondées de trop d'acides, ceux-ci chassent le potassium. Conséquences : les cellules s'appauvrissent en potassium; par contre, les acides nocifs, le sodium et le calcium peuvent s'y accumuler. Si nous prenons un complément de potassium, les acides peuvent à nouveau quitter la cellule grâce à un système d'échange. C'est ce qu'on appelle la **désacidification intracellulaire**. Le potassium et le magnésium, les principaux minéraux de la cellule, possèdent cette propriété.

Le meilleur produit alcalin devrait donc être riche en potassium et pauvre en sodium selon notre modèle, la composition naturelle des fruits et légumes.

Prudence en cas d'insuffisance rénale : un excès de potassium peut normalement être éliminé par les reins sans problème et garde les reins en bonne santé. Le potassium est notre diurétique naturel. Mais le potassium ne peut plus être suffisamment éliminé par les personnes qui souffrent d'insuffisance rénale comme par exemple à la suite d'un diabète installé depuis longtemps, ou de diurétiques rétenseurs de potassium. Dans ce cas, il faudrait veiller à modérer les apports de potassium pour éviter des taux trop élevés de potassium dans le sang. Il n'y a pas une seule mesure plus importante pour notre santé que de nous nourrir de peu de sodium et de beaucoup de potassium, proportions que la nature observe. Nous dépensons à peu près un quart de toute notre énergie corporelle pour la pompe sodium-potassium, qui pompe le sodium hors de la cellule et le potassium en-dedans. Un rapport sodium-potassium naturel est très important. Dans une étude d'une cohorte de 1 981 résidents en maisons d'accueil pour personnes âgées, on a analysé l'effet du sel de table enrichi en potassium sur la mortalité due aux maladies cardiovasculaires. Après 31 mois, on a découvert des liens évidents : dans le groupe de recherche (sel enrichi en potassium, appauvri en sodium), la fréquence des maladies cardiovasculaires a baissé de 39 % , l'insuffisance cardiaque de 70 %, les maladies liées à l'irrigation du cerveau de 50 % et le diabète de 25 % par rapport au groupe de contrôle (sel de table normal).

Conseil : commencez par réduire le sodium à 1,5 g par jour et augmentez peu à peu votre consommation de potassium (légumes et fruits) à 4,7 g par jour pendant une période de 1 à 2 semaines. Vous pourrez ainsi donner à votre corps et vos reins un temps d'adaptation. La pompe sodium-potassium recommence à travailler normalement, la tension se normalise, le niveau d'énergie augmente nettement.

L'insuline active la pompe sodium-potassium et transporte le potassium dans les cellules. Il faudrait donc toujours prendre le potassium au repas. Ceci vaut surtout pour les compléments alimentaires riches en potassium.

Le magnésium – le minéral antistress

Le magnésium est important pour le gain d'énergie cellulaire, un pouls régulier, le travail musculaire, la fonction nerveuse et la réduction de la fatigue. Bref, le magnésium est le minéral antistress le plus important. On en trouve surtout dans les produits à base de blé complet, les graines, les noix et les légumes. Mais à cause de la modernisation de l'agriculture, le taux de magnésium dans nos aliments a beaucoup diminué au cours du siècle dernier. La carence en magnésium est donc très répandue et provoque dans les cas graves des tremblements musculaires, des crampes, des céphalées, de l'irritabilité, de l'anxiété. Si nous manquons de magnésium, nous avons des difficultés à aborder les problèmes psychiques. En plus, il protège notre cœur et nos vaisseaux. Il sert aussi à construire les réserves tampons alcalines. En cas d'acidose durable, les réserves de magnésium de notre corps qui se trouvent en grande partie dans les os sont attaquées. Et la pathologie bien connue relative à la perte de magnésium dans les os est alors l'ostéoporose, que l'on qualifiera d'auto-immune !

Le calcium – un excès peut aussi être nocif

Le calcium est essentiel pour la formation des os et des dents, pour la fonction des muscles et des nerfs. On en trouve dans les produits laitiers, les légumes, les fruits les noix et les eaux minérales. L'assimilation et l'intégration du calcium dans les os dépendent de la vitamine D et du magnésium. C'est pourquoi il faudrait toujours prendre du calcium en même temps que du magnésium et de la vitamine D. Une prise élevée de calcium fait baisser la synthèse de la vitamine

D. C'est pourquoi un bon produit alcalin devrait contenir du calcium et du magnésium dans un rapport naturel de 3:2 ainsi que de la vitamine D. La prise de calcium devrait être suffisante, mais pas trop élevée (environ 1 000 mg/jour). Une vaste étude montre que les préparations très dosées à base de calcium sans vitamine D augmentent le risque d'infarctus de 30 % et provoquent plus d'infarctus et de crises d'AVC qu'elles n'empêchent de fractures. Une étude suédoise de longue durée avec une cohorte de 61 433 participantes, montre qu'une prise élevée de calcium (≥ 1 400 mg/jour) comparée à une prise modérée (600-100 mg/jour) double le risque de mourir d'une maladie ischémique. Dans le groupe qui consommait beaucoup de calcium, la mortalité due aux maladies cardiovasculaires était supérieure de 49 % et la mortalité totale de 40 %. Celui qui prenait beaucoup de calcium *via* les aliments (≥ 1 400 mg/jour) et utilisait en outre des comprimés de calcium voyait même sa mortalité totale augmenter de 157 %. Des études montrent en outre qu'un apport élevé de calcium de plus de 2 g par jour augmente le risque de cancer agressif de la prostate d'un facteur 2,5 !

On atteint vite ces quantités élevées en buvant de l'eau minérale riche en calcium (environ 1 000 mg/l) et des produits laitiers, surtout si on consomme en plus les 1 000 mg habituels de compléments de calcium. Alors que le calcium est souvent surdosé, on néglige souvent l'apport de magnésium. Les maladies cardiovasculaires sont une conséquence à long terme d'une carence en magnésium, surtout si on consomme beaucoup de calcium. Le zinc est un co-substrat de beaucoup d'enzymes qui jouent un rôle important pour un système immunitaire efficace, le métabolisme cellulaire et la fabrication des ongles, des cheveux et de la peau. En tant que cofacteur de l'enzyme la plus importante du métabolisme acido-basique (carboanhydrase), le zinc est indispensable pour un équilibre basique sain.

L'utilité du fer et du cuivre dans les produits alcalins est douteuse. Ils ne jouent qu'un rôle inférieur dans le métabolisme acido-basique et lorsqu'on mange beaucoup de viande comme dans nos pays (Fr, Be, De), on n'en manque pas. Un apport élevé en fer et cuivre peut favoriser les maladies cardiovasculaires. Il faut évidemment en prendre, si une carence est avérée.

Vitamines importantes

La vitamine D est importante non seulement pour l'assimilation du calcium, mais aussi pour le système immunitaire. Selon des études récentes, elle préviendrait beaucoup de maladies comme par exemple les maladies auto-immunes, la grippe, plusieurs cancers, la démence, le diabète et les maladies cardiovasculaires. Selon les données de l'Institut Robert Koch, 60 % des Allemands seraient sous-alimentés en vitamine D. Cette proportion vaut pour la France, la Belgique et le Luxembourg.

Nous ne pouvons pas suffisamment couvrir notre besoin de vitamine D *via* l'alimentation. Notre corps la produit surtout par la peau, pour cela il est besoin d'assez d'ensoleillement. Sous nos latitudes, le rayonnement UV n'est pas suffisant, surtout entre octobre et mars. C'est pourquoi, en automne et surtout en hiver, nous devons veiller à un apport suffisant et avoir éventuellement recours à des supplémentations à base de vitamine D. Début 2012, la Société Allemande pour l'Alimentation a fait passer sa recommandation de consommation à 20 µg (800 U.I.) par jour, elle l'a donc quadruplée! Beaucoup de médecins pensent que c'est encore trop peu en période hivernale. Quand l'ensoleillement est intense, la peau peut fabriquer en peu de temps une quantité de vitamine D comparable à 250-500 µg (10 000 à 20 000 U.I.) de vitamine D3.

Les vitamines B forment un groupe de 8 nutriments essentiels solubles dans l'eau, nécessaires à beaucoup de processus métaboliques. En cas de blocage du métabolisme ou de stress aigu, une supplémentation avec un complexe de vitamines B est judicieuse. Les vitamines B sont importantes pour le métabolisme acido-basique et celui de l'énergie et soutiennent la réduction de la fatigue et de l'épuisement. Elles sont en outre importantes pour les nerfs et le cerveau, en stimulant les fonctions psychiques et les performances mentales. Une bonne alimentation en vitamines B est importante pour la santé interne et externe, car elles sont importantes tant pour le maintien de la peau, des muqueuses et la croissance des cheveux que pour le cœur et le système immunitaire. Les vitamines B sont particulièrement nécessaires pendant la grossesse pour un bon développement de l'enfant puisqu'elles participent à la formation du sang et à la division cellulaire. La prise de compléments de vitamine B12 est recommandée à toute personne à partir de 50 ans puisque la vitamine B12 naturellement présente dans la nourriture n'est plus aussi bien assimilée par l'intestin.

La choline (appelée aussi vitamine B4) ne peut pas être fabriquée par le corps en quantité suffisante et est donc un nutriment essentiel. Choline provient du grec cholé (Χολε) (vésicule biliaire) et est un composant de la bile.

Bien que la choline remplisse beaucoup de fonctions importantes, on ne lui accorde souvent pas assez d'attention : la choline est essentielle pour le fonctionnement, la protection et la flexibilité de la membrane cellulaire. Elle est en outre nécessaire pour le transport et le métabolisme de la graisse et du cholestérol. Elle est importante aussi pour la dégradation de l'homocystéine et la détoxication (de médicaments, alcool et mécanismes environnementaux toxiques comme par exemple les pesticides) au sein du foie. La choline joue aussi un rôle déterminant dans le cerveau et le système nerveux, puisqu'elle est utilisée dans la structure des nerfs et est un précurseur de l'acétylcholine. Par conséquent, on peut observer une diminution du taux de choline en cas de maladie d'Alzheimer. Pendant la grossesse, on observe un besoin supérieur de choline ; des chercheurs ont observé ce qui suit chez l'enfant après une administration supérieure de choline pendant la grossesse : une réduction de l'anxiété, une amélioration de l'apprentissage et de la mémoire et un moindre risque de maladies liées au stress comme l'hypertension. Par contre une carence en choline avant ou au début de la grossesse augmente entre autres le risque de défauts du tube neural, indépendamment d'une supplémentation en acide folique.

Les conséquences possibles d'un manque de choline sont par exemple des taux d'homocystéine trop élevés, une stéatose, un risque supérieur de cancer du foie, une perturbation de la fonction rénale et du métabolisme de la carnitine, des perturbations du processus d'apprentissage et de la mémoire, la stérilité, une diminution de la production de globules blancs et une perturbation du développement fœtal. L'Autorité Européenne pour la Sécurité alimentaire (EFSA) recommande la prise quotidienne de 550 mg de choline. Mais seuls environ 10 % des adolescents et des adultes respectent ces recommandations. Souvent, les végétariens et les végétaliens n'arrivent pas à couvrir leur besoin en choline *via* la nourriture. La choline est présente dans les produits à base de soja ; il y a beaucoup de bétaïne, qui a le même effet que la choline, dans le quinoa.

Une consommation élevée d'alcool fait baisser le taux de choline dans le sang comme dans le foie, et surcharge le foie doublement, par l'alcool et le manque de choline.

L'hyperacidité, cause de maladies ?

Depuis Hippocrate, les naturopathes partent de l'idée que l'hyperacidité chronique participe à l'apparition de nombreuses maladies. Des découvertes scientifiques récentes confirment cela. De nombreuses études démontrent non seulement le lien entre hyperacidité et maladies chroniques, mais aussi l'influence bénéfique des minéraux basiques.

L'équilibre acido-basique détermine les conditions dans lesquelles tous les processus métaboliques ont lieu. À quoi sert de combattre les symptômes de certaines perturbations sans en traiter les causes ?

Effets cliniquement démontrés de produits alcalins à base de citrates :

- Renforcement des os chez les femmes après la ménopause ;
- Atténuation de la douleur dans l'arthrite rhumatoïde ;
- Atténuation de la douleur en cas de maux de dos chroniques ;
- Prévention des pierres aux reins ;
- Réduction de l'épuisement et de la fatigue perpétuelle ;
- Normalisation de l'hypertension et des perturbations du rythme cardiaque (surtout grâce au citrate de potassium et de magnésium).

Épuisé ?

Vous souffrez de fatigue toute la journée, vous vous sentez épuisé, facilement irritable et ne dormez pas bien la nuit ? La cause en est un déséquilibre du système nerveux. Nos nerfs réagissent sensiblement aux modifications du métabolisme acido-basique. Le sympathique est la partie active de notre système nerveux et contrôle l'état de veille. À cause des acides, les nerfs deviennent plus facilement irritables ; cela provoque une suractivité du sympathique et une hyper-irritabilité durable – un pouls au repos de plus de 80 par minute en est un indice. Le corps est stimulé tout le temps et s'épuise de plus en plus. Mais il n'a pas l'occasion de se reposer comme il le faudrait. Les personnes concernées souffrent beaucoup de ce déséquilibre, qui les fatigue pendant la journée et les empêche de dormir la nuit. Un régime riche en bases et le respect de quelques règles fondamentales d'un mode de vie basique peuvent améliorer notablement la qualité de vie.

Cheveux, peau, ongles – une santé qui se voit !

Un premier signe d'hyperacidité chronique, c'est la déminéralisation insidieuse des cheveux, des ongles et des dents. Un métabolisme acido-basique est entre autres essentiel pour une alimentation optimale du follicule pileux et une minéralisation suffisante des cheveux. Le zinc est nécessaire à la synthèse de la kératine et du collagène, substances de base du tissu conjonctif à partir duquel la peau, les cheveux et les ongles se forment.

Tissu conjonctif

Un pH sanguin relativement constant est essentiel pour maintenir de bonnes conditions métaboliques. C'est pourquoi les acides doivent être rapidement évacués du sang. Le tissu conjonctif convient très bien au stockage des acides en période de forte surcharge acide. Mais cela réduit sa capacité à lier l'eau. Normalement les acides liés dans le tissu conjonctif peuvent être évacués si l'alimentation en substances alcalines est suffisante. Mais, s'il y a une hyperacidité de longue durée, le tissu conjonctif perd de son élasticité. Conséquences : cellulite, calcifications et limitation des fonctions des différentes sortes de tissu conjonctif. Nos vaisseaux, dont la calcification peut avoir des conséquences sérieuses comme l'infarctus et l'AVC, en font partie.

Ostéoporose et myopathie

Pour neutraliser les acides libres, du calcium et du magnésium sont libérés du tissu osseux – cela provoque une dégradation de la substance osseuse. L'excès d'acide entraîne la dégradation des protéines dans les muscles. La conséquence à long terme en est une perte de la masse osseuse. Ce sont surtout les personnes âgées qui sont concernées. La combinaison d'affaiblissement des muscles et des os pendant la vieillesse réduit la mobilité, augmente le **risque de chutes et de fractures** et entraîne souvent une incapacité permanente avec une perte d'autonomie. La perte de la masse musculaire et la résorption osseuse commencent tous deux insidieusement et sont directement liés à l'acidose métabolique latente, qui augmente avec l'âge.

Perte musculaire

Une acidose métabolique latente est toujours d'abord tamponnée par le tissu musculaire, puis ensuite par le tissu osseux. Les niveaux de potassium et de bicarbonate dans le sang sont maintenus en libérant des minéraux de ces tissus. La perte de potassium dans le tissu musculaire est compensée par l'absorption de protons (acides), ce qui a d'autres conséquences (Morris et al., 2006 ; Lemann et al., 2003). En conséquence, l'organisme combat l'excès d'acide en mobilisant les bases azotées telles que l'ammoniac cytotoxique et l'ammonium. L'ammoniac provient de la décomposition des acides aminés azotés, en particulier de la glutamine, qui, à long terme, peut entraîner une dégradation de la masse musculaire. Ceci peut être observé en particulier chez les personnes âgées souffrant d'acidose latente.

Même une acidose métabolique de bas grade, qui est associée à notre régime alimentaire acidifiant typique, est associée à une perte d'azote. Une supplémentation alimentaire en bicarbonate de potassium neutralise la charge acide du régime alimentaire chez les femmes ménopausées et réduit l'excrétion rénale d'ammonium et d'azote (Frassetto et al., 1997).

Ostéoporose

Au fur et à mesure que l'acidose métabolique progresse, le calcium et le magnésium sont de plus en plus libérés par les os. Ceci conduit à une excrétion accrue de calcium par l'urine (hypercalciurie) et finalement à la dissolution d'une quantité de plus en plus importante de substance osseuse.

Le recrutement des réserves de matière minérale dans l'os est donc une autre possibilité d'équilibre acido-basique pathologique. De plus, les ostéoblastes, responsables de la construction osseuse, sont inhibés par la charge acide. L'hyperacidité chronique favorise donc la dégradation de la substance osseuse de deux façons différentes. Avant cela, cependant, la déminéralisation des cheveux, des ongles et des dents est généralement perceptible.

Prévenir la résorption osseuse avec les bons nutriments

Pour combattre la dégradation des muscles et des os, il est judicieux de prendre plus de **calcium et de magnésium. Le potassium** est très important aussi, puisqu'il désacidifie l'intérieur de la cellule *via* différentes pompes cellulaires. Les légumes et les fruits contiennent les minéraux à base de citrates organiques. Eux aussi ont un effet désacidifiant dans le métabolisme cellulaire et ont donc un effet positif sur les os et les muscles.

Beaucoup d'études scientifiques prouvent que le contenu alcalifiant élevé de la **nourriture végétale** a des effets positifs sur la densité osseuse. En plus, les os peuvent être renforcés par la prise d'une **poudre alcaline à base de citrate.** Les citrates sont nettement mieux assimilés par le corps que les carbonates et ils sont très bien métabolisés. La poudre alcaline devrait contenir du calcium, minéral osseux, dans un rapport équilibré avec le magnésium et le potassium.

Une étude prospective d'une durée d'un an menée auprès de 161 femmes ménopausées atteintes d'ostéopénie (faiblesse osseuse) a montré que la neutralisation partielle d'une charge acide induite par l'alimentation, avec 1,2 g de potassium par jour (sous forme de citrate de potassium à 30 mmol) ainsi que 500 mg de calcium et 400 mg de vitamine D par voie intraveineuse sur douze mois, a augmenté la densité osseuse et amélioré la structure osseuse. Le citrate de potassium était aussi efficace que le raloxifène, un modulateur des récepteurs d'œstrogènes utilisé pour traiter et prévenir l'ostéoporose chez les femmes post-ménopausées. Le groupe témoin, qui a reçu du chlorure de potassium (formant des acides) avec du calcium et de la vitamine D, n'a pas obtenu cet effet puisque l'état osseux était détérioré (Jehle et al., 2006). En favorisant un bon équilibre acido-basique dans le groupe expérimental (citrate de potassium), le calcium reste dans l'os et n'est pas utilisé comme substance tampon.

Vous pouvez encore améliorer l'assimilation des minéraux dans l'intestin en prenant des fibres alimentaires prébiotiques

En plus du calcium, du magnésium et de l'exercice, les vitamines D3 et K2 sont importantes pour la minéralisation osseuse. Une carence sévère en vitamine D entraîne des troubles de la minéralisation osseuse. Les compléments alimentaires source de vitamine D augmentent la densité osseuse et diminuent le risque de fractures osseuses. Une fonction importante de la vitamine D3 dans la minéralisation osseuse est la formation de la protéine ostéocalcine. La vitamine K2 est nécessaire à l'activation de cette protéine. Seule l'ostéocalcine activée par la vitamine K peut lier le calcium et favoriser ainsi la formation osseuse. L'interaction des deux vitamines D et K est donc importante pour une meilleure minéralisation osseuse.

Pour les femmes, le problème de déminéralisation osseuse commence souvent tôt, comme le montrent les données de l'étude nationale sur la consommation et une étude polonaise. La majorité des jeunes femmes n'atteignent pas les quantités de potassium, de calcium, de magnésium, de vitamine D et d'acide folique nécessaires à la protection contre l'ostéoporose (IRM, 2008 ; Sidor et al., 2016).

La bonne combinaison de magnésium, de calcium, de vitamine D et de K2 favorise la santé des os et des muscles. Vous pouvez encore améliorer l'assimilation des minéraux dans l'intestin en prenant des fibres alimentaires prébiotiques.

Douleurs et inflammations chroniques

Quand les acides ne sont plus suffisamment neutralisés et évacués, ils se stockent surtout dans le tissu conjonctif et y favorisent inflammations et douleurs. L'acidose latente et l'inflammation forment un cercle vicieux, car plus il y a de processus inflammatoires, plus il se forme d'acides. En outre, une **irrigation déficiente** favorise l'acidose latente, et l'inflammation est également plus importante.

Et cela a des conséquences remarquables : déminéralisation des cheveux, des ongles et des os, caries, inflammations des gencives, irritation de la muqueuse gastro-intestinale. La constipation ainsi que les douleurs nerveuses, musculaires et articulaires peuvent envahir le corps. Trop d'acides dans les tissus jouent souvent un rôle central dans les douleurs chroniques comme les rhumatismes, les maux de dos, les migraines et les maux de tête. Les troubles inflammatoires liés au système immunitaire (problèmes auto-immuns) tels que les allergies, les maladies rhumatismales et la maladie de Lyme chronique (borréliose) sont également favorisés par l'hyperacidité.

C'est surtout lors de maladies de l'appareil locomoteur que l'on ressent nettement les acides dans le tissu conjonctif. Ils réagissent directement avec les capteurs de la douleur de notre corps. Les douleurs chroniques telles les **rhumatismes, les maux de dos, les douleurs articulaires** sont dans la plupart des cas liés à une acidose du tissu local. Ce phénomène est le plus visible en cas de **goutte,** maladie dans laquelle les dépôts d'acide urique provoquent un feu d'artifice d'inflammations et de douleurs.

La goutte est causée par le stockage de cristaux d'acide urique dans les articulations, qui deviennent alors enflammées et douloureuses. L'excès d'acide urique résulte du métabolisme des protéines, c'est pourquoi la goutte est considérée comme une maladie contemporaine en pleine évolution. L'acide urique se forme lorsque la viande est décomposée. L'alcool y contribue également. Chez les végétariens, par contre, la goutte est presque inconnue.

Chez les patients atteints d'arthrite rhumatoïde, le pH du liquide synovial de l'articulation du genou est plus acide que chez les personnes en bonne santé. L'hyperacidité favorise l'usure du cartilage articulaire, qui stimule à son tour le cercle vicieux de la déformation et de l'inflammation.

Les minéraux libérés de la structure osseuse en cas d'hyperacidité peuvent aussi se stocker dans notre corps et provoquer des douleurs nerveuses, ligamentaires, musculaires et articulaires. Ces problèmes apparaissent surtout pendant la vieillesse, quand l'hyperacidité augmente parce que la fonction rénale s'affaiblit. On les perçoit alors souvent comme des processus de vieillissement.

Une désacidification peut apporter un soulagement sensible en cas de douleurs chroniques tels les rhumatismes, l'arthrite, les maux de dos, la fibromyalgie ou les céphalées.

Atténuation de la douleur par la désacidification

Dans des études cliniques, l'abandon des aliments d'origine animale au profit d'une plus grande consommation d'**aliments d'origine végétale** a réduit nettement les douleurs en cas de maladies rhumatismales et de fibromyalgie. Ainsi une alimentation à base de crudités alcalifiantes a eu un effet positif sur les douleurs, la raideur des articulations comme sur la qualité du sommeil chez les patients atteints de fibromyalgie. Une alimentation essentiellement végétale a entraîné des améliorations chez les patients atteints de rhumatisme en termes de nombre d'articulations enflammées, de niveau de la douleur et de raideur matinale.

Les fruits et légumes contiennent des citrates en abondance, le plus souvent en liaison avec du potassium ainsi que du calcium et du magnésium (dans un rapport 3 : 2). En ayant un effet alcalin et en neutralisant les acides, ces composés peuvent atténuer les douleurs et améliorer la mobilité chez beaucoup de patients.

Des études démontrent cet effet aussi, quand on administre des citrates sous forme de compléments alimentaires. Si un changement d'alimentation n'est pas possible, on peut donc procurer un soulagement des douleurs chroniques en administrant des compléments alimentaires contenant des minéraux à base de citrates organiques. D'une part, on ingère ainsi des minéraux importants d'autant plus nécessaires à cause de l'hyperacidité et d'autre part, les citrates ont un effet désacidifiant et sont très biodisponibles.

Pour atténuer les douleurs et régénérer le tissu conjonctif, il faut un équilibre acido-basique de longue durée.

Pierres aux reins et protection des reins

Les reins sont après le foie le principal organe émonctoire. Au cours de leur vie, la plupart des gens perdent la moitié de leur fonction rénale, puisque les reins sont endommagés par les acides et les toxines métaboliques à éliminer. L'hyperacidité entraîne un manque de citrate dans les cellules rénales et permet la formation de pierres aux reins. À cause de la diminution de la fonction rénale, les acides ne sont plus suffisamment éliminés et on en arrive à un cercle vicieux.

Boire beaucoup, prendre peu de sodium et des citrates alcalins, surtout du citrate de potassium, assurent une bonne fonction rénale et empêchent l'apparition de pierres aux reins. Protégez vos reins et commencez au plus tôt !

Problèmes féminins

À cause du cycle menstruel, de la grossesse et de la ménopause, le corps de la femme subit des changements importants, souvent liés à des restrictions et à des douleurs. Ces changements sont régulés par des hormones. Mais les hormones ne font pas que réguler le cycle de la femme, elles influencent aussi l'équilibre minéral. Ce sont surtout les taux sanguins de calcium et de magnésium qui sont influencés par les hormones sexuelles féminines.

Pendant la préménopause, c'est d'abord la progestérone qui diminue et donc le magnésium dans le sérum. Les taux sériques de calcium ne se modifient qu'avec la ménopause et la diminution de la production d'œstrogènes. Plus le taux de magnésium dans le sang est bas, plus le rapport calcium-magnésium est élevé et plus la préménopause est douloureuse. Le changement du taux des minéraux dans le sang est lié à la dégradation osseuse après la ménopause (allant jusqu'à l'ostéoporose).

Dans ce contexte, l'influence de l'équilibre acido-basique sur celui des minéraux est très importante. Il faut un apport suffisant des minéraux adéquats (magnésium) dès la préménopause ; plus de citrate, de calcium et de potassium (dès la ménopause) est d'autant plus important avec l'âge parce qu'une carence est moins compensée à cause des perturbations hormonales.

Résistance à l'insuline et diabète sucré de type 2

Une carence en potassium entraîne une résistance à l'insuline

La carence en potassium peut être causée par une alimentation déséquilibrée, mais aussi par l'utilisation de diurétiques qui engendrent l'excrétion de potassium (thiazides, diurétiques de l'anse). La résistance à l'insuline et l'hyperinsulinémie ont été associées à une réduction du potassium et à des concentrations élevées de sodium dans les érythrocytes (Modan et al., 1987). Bien que ces troubles puissent être améliorés par une supplémentation en potassium, ils sont aggravés par l'administration de diurétiques et une libération accrue d'aldostérone (Knochel, 1984). L'hypokaliémie déclenchée par les diurétiques provoque à la fois une résistance à l'insuline et une intolérance au glucose (Helderman et al., 1983 ; Plavinik et al., 1992). L'intolérance au glucose est causée par l'hypokaliémie qui réduit la sécrétion d'insuline par le pancréas (Helderman et al., 1983). La teneur totale en potassium est abaissée chez les personnes en surpoids présentant une résistance à l'insuline et le rapport sodium-potassium dans les cellules musculaires est augmenté (Landin et al., 1989). L'épuisement du potassium entraîne une réduction de 36 % de l'expression et de l'activité de la pompe sodium-potassium dans les muscles squelettiques (Thompson et al., 1999).

Dans une étude, l'Institut Karolinska a également pu démontrer qu'une alimentation riche en graisses réduisait à la fois la quantité et l'activité de la sous-unité alpha-2 de la pompe sodium-potassium dans la membrane cellulaire du muscle squelettique, tandis qu'un programme intensif d'exercices permettait de normaliser ces effets. Les modifications de la pompe sodium-potassium surviennent avant l'apparition de l'insulinorésistance et y contribuent. Si la régulation de la pompe sodium-potassium dans les muscles squelettiques est altérée, l'homéostasie ionique perturbée qui en résulte favorise la résistance à l'insuline (Galuska et al., 2009).

Un bon apport en potassium est particulièrement important pour les diabétiques. Celui-ci doit être augmenté graduellement parce que l'hyperkaliémie et l'intolérance au potassium peuvent survenir en raison de la résistance à l'insuline et de l'activité réduite de la pompe sodium-potassium (Perez et al., 1977). La combinaison d'exercices et d'un apport amélioré en potassium, magnésium et calcium est idéale pour les diabétiques.

En cas d'insuffisance rénale, le nombre et l'activité des pompes sodium-potassium sont de plus en plus réduits (Cheng et al., 1984 ; Izumo et al., 1984) et la teneur en sodium intracellulaire augmente (Kaji et Thomas, 1987).

Une diminution de magnésium entraîne une résistance à l'insuline

Une concentration intracellulaire accrue de calcium libre s'accompagne d'une concentration réduite de magnésium libre et d'une réduction de la sensibilité des cellules à l'insuline. La concentration intracellulaire de magnésium est régulée par de nombreux mécanismes complexes qui ne sont que partiellement connus. Les paramètres les plus importants semblent être l'insuline et l'effet antagoniste du calcium. Le magnésium intracellulaire libre est à son tour impliqué dans la transduction du signal de l'insuline dans la cellule.

Une carence en magnésium peut perturber la phosphorylation du récepteur de l'insuline par la tyrosine et donc réduire l'effet de l'insuline (Suarez et al., 1995). Lorsque l'insuline ne peut plus remplir sa fonction, la concentration de glucose augmente dans le sang et donc aussi dans l'urine. L'augmentation de la glycémie, par exemple à la suite d'un diabète mal contrôlé ou d'un prédiabète non traité, inhibe à son tour la réabsorption tubulaire du magnésium. Ceci augmente davantage la carence en magnésium dans la cellule et entretien le cercle vicieux. Pour confirmer cette théorie, des concentrations significativement plus faibles de magnésium libre (Mg2+) pourraient être mesurées chez les diabétiques de type 2 (Resnick et al., 1993).

La relation entre le magnésium et le diabète sucré de type 2 a été étudiée dans un certain nombre d'études. Dans une étude prospective sur 4,6 ans, 1 604 Taïwanais âgés de 30 ans et plus ont été examinés pour voir comment la quantité de magnésium ingérée affectait le développement du diabète sucré de type 2. Les résultats ont montré qu'un faible apport en magnésium s'accompagnait d'un risque 161% plus élevé de diabète sucré de type 2 (quintile inférieur vs quintile supérieur) (Weng et al., 2012). Cette observation est corroborée par une méta-analyse de 13 études de cohortes prospectives portant sur un total de 536 318 participants et 24 516 diabétiques. Dong et al (2011) sont arrivés à la conclusion qu'un apport élevé en magnésium s'accompagne d'un risque réduit de diabète sucré de type 2 de 22%. Une augmentation de 100 mg/jour de l'apport en magnésium a entraîné une réduction de 14% du risque de diabète.

La supplémentation en magnésium améliore la sensibilité à l'insuline et l'absorption du glucose par les cellules chez les diabétiques de type 2 (Rodríguez-Morán et Guerrero-Romero, 2003). En principe, un apport élevé en magnésium réduit considérablement le risque de développer un diabète sucré de type 2 (Rodríguez-Morán et al., 2011).

Le magnésium agit également comme un inhibiteur des canaux calciques, augmente la libération de monoxyde d'azote (NO), réduit les dysfonctionnements endothéliaux, entraîne directement et indirectement une vasodilatation et influence le métabolisme des graisses. Le magnésium influence également les récepteurs et les courants ioniques au niveau de la membrane cellulaire : en pénétrant dans les complexes avec les phospholipides, il stabilise la membrane et réduit sa perméabilité. Par conséquent, une carence en magnésium entraîne une augmentation des concentrations intracellulaires de calcium et de sodium.

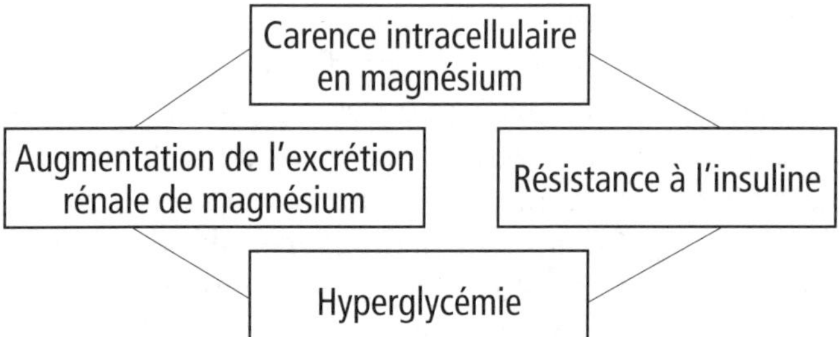

Cercle vicieux de la carence en magnésium et de l'insulinorésistance

Ce ne sont là que quelques-uns des facteurs qui montrent que le magnésium intracellulaire libre joue un rôle crucial dans le diabète sucré de type 2.

Le potassium et le magnésium sont importants pour maintenir la sensibilité à l'insuline.

Une carence en potassium influence le métabolisme du calcium et du magnésium

Une carence en potassium a également un effet négatif sur le métabolisme du calcium et du magnésium. La carence en potassium extracellulaire entraîne une activité réduite de la pompe sodium-potassium (2 K+ vers l'intérieur, 3 Na+ vers l'extérieur). Ce qui augmente la concentration intracellulaire de sodium. Ceci conduit à une activité réduite de la pompe sodium-calcium (3 Na+ vers l'intérieur, 1 Ca2+ vers l'extérieur). Comme le calcium n'est plus éliminé de la cellule, la concentration de calcium dans la cellule augmente, ce qui réduit le gradient de calcium habituellement présent (1 Ca2+ à l'intérieur contre 10.000 Ca2+ à l'extérieur). Il en résulte une augmentation des contractions musculaires qui, d'une part, provoque une élévation de la tension artérielle (tonicité accrue des muscles vasculaires) et, d'autre part, peut entraîner des arythmies cardiaques. L'augmentation des concentrations de calcium entraîne également une diminution de la concentration intracellulaire de magnésium et l'antagonisme naturel se déplace de plus en plus vers le calcium. Comme le magnésium est essentiel pour la phosphorylation de la tyrosine du récepteur à l'insuline et donc aussi pour la transmission du signal de l'insuline, la résistance à l'insuline se développe en conséquence.

Le potassium et le magnésium sont également essentiels à l'activité de la pompe sodium-potassium dépendante de l'ATP. La pyruvate kinase est la seule enzyme productrice d'ATP dans les érythrocytes et une enzyme clé du métabolisme énergétique dans toutes les cellules. Il a besoin de thiamine (vitamine B1), de potassium et de magnésium et son activité est inhibée en cas de carence. Le rapport pyruvate-lactate défavorable est typique chez les diabétiques.

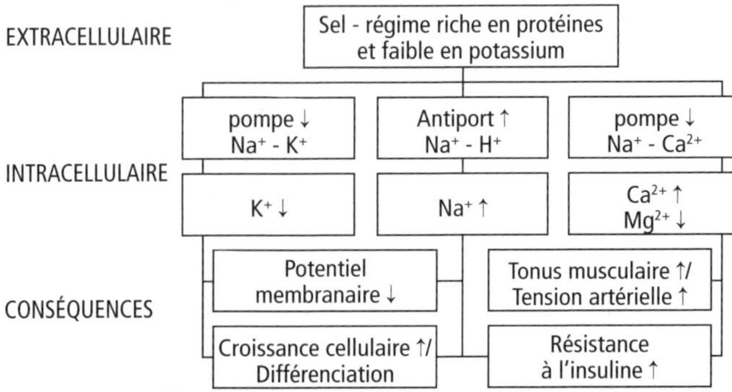

Influence des différentes pompes cellulaires sur les niveaux des minéraux intracellulaires et les effets sur la santé.

Maladies cardiovasculaires

Hypertension

L'hypertension et ses conséquences sont actuellement la cause de décès n° 1, même avant le tabagisme. Elle est considérée comme le facteur de risque principal d'infarctus et d'AVC. L'Autorité Européenne pour la Sécurité alimentaire (EFSA) confirme qu'une alimentation riche en potassium et pauvre en sodium contribue énormément à la normalisation de la tension.

Les personnes qui prennent des diurétiques qui éliminent le potassium (par exemple du thiacide), doivent veiller à un apport régulier et suffisant en **potassium**. Mais le chlorure de potassium acide ne corrige que le niveau de potassium dans le sang, alors qu'il modifie peu une carence en potassium intracellulaire, due à l'acidose. Du point de vue de l'évolution biologique, nous sommes adaptés à des composés de potassium basiques comme le citrate de potassium. Un complément alimentaire riche en potassium et pauvre en sodium à base de citrate peut aider à normaliser la tension de manière naturelle.

AVC

Dans de nombreuses études, il est démontré qu'une consommation supérieure d'aliments riches en potassium comme les fruits et légumes réduit nettement le risque d'AVC. Dans une grande étude étasunienne avec des patients souffrant d'hypertension, des compléments alimentaires à base de potassium ont permis de diminuer le risque d'AVC jusqu'à 70 %. La protection contre l'AVC grâce au potassium semble aller bien au-delà de ses simples effets hypotenseurs.

Infarctus et perturbations du rythme cardiaque

Un infarctus va toujours de pair avec une accumulation locale d'acides dans le muscle cardiaque. Les facteurs de risque généralement connus de maladies cardiovasculaires sont en même temps aussi les causes principales d'une acidose chronique : alimentation acidifiante déséquilibrée, manque d'exercices, surpoids, drogues telles l'alcool et la nicotine, anxiété, stress, soucis, insatisfactions. Dès après un premier infarctus, adopter un mode de vie et une alimentation riches en bases est important pour soutenir la phase de reconstruction et la prévention d'un autre infarctus. À cause des modifications des électrolytes (potassium, sodium, calcium, magnésium), une acidose a aussi des répercussions sur la stimulation de notre cœur et peut ainsi perturber le **rythme cardiaque.** Une acidose métabolique est considérée comme le facteur de risque le plus important pour l'apparition de fibrillations ventriculaires chez les patients souffrant d'un infarctus. En outre, selon une étude japonaise, les patients qui avaient une acidose métabolique avant de faire un infarctus ont un risque de décès trois fois supérieur à celui de ceux qui ne souffraient pas d'acidose.

Perturbations de l'irrigation

Toute forme d'irrigation déficiente peut déclencher une acidose locale. Il suffit pour cela d'avoir bu trop peu, provoquant alors l'épaississement du sang.

Une acidification du tissu fait que les globules rouges (érythrocytes) durcissent. À cause de la « rigidité due à l'**acidose** », les **érythrocytes** ne peuvent plus se déformer et ne passent plus que difficilement les capillaires, nos vaisseaux sanguins les plus fins (voir l'illustration). Par conséquent de moins en moins d'oxygène peut être transporté dans le tissu, et de moins en moins d'acides peuvent être évacués. À cause de cela, le sang s'acidifie de plus en plus dans les capillaires ce qui renforce à son tour la rigidité des érythrocytes et le manque d'oxygène.

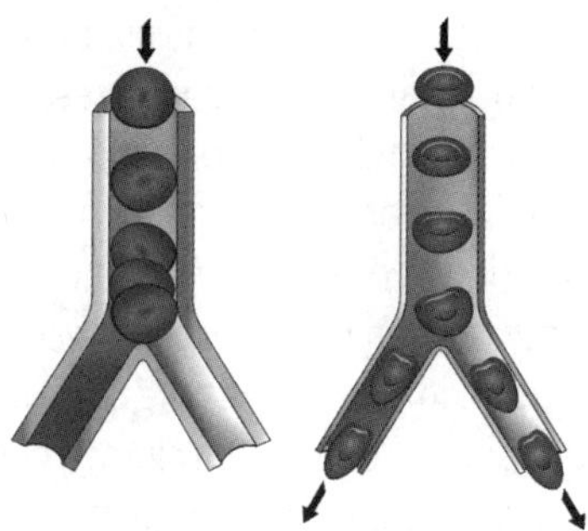

La perturbation de l'irrigation et l'acidose se boostent l'une l'autre, c'est un cercle vicieux. Une irrigation déficiente provoque, surtout dans les organes métaboliques comme le cerveau et le cœur, des perturbations ou même la dégradation du tissu concerné. Ceci se traduit finalement par un AVC ou un infarctus.

Prévenir la démence

Le potassium, le magnésium et le calcium peuvent vraisemblablement contribuer aussi à la protection contre la démence. Dans une étude japonaise avec environ 2 000 participants, ceux qui prenaient le plus de potassium, de magnésium et de calcium avaient , dans les 17 années suivantes, un risque de démence de 50 % inférieur à ceux qui en prenaient le moins. Par contre, selon de nouvelles études, le sel augmente le risque de démence.

Les minéraux alcalins, co-traitement du cancer

Les cellules tumorales produisent beaucoup d'acides métaboliques. Elles se protègent ainsi contre la chimio- et la radiothérapie ainsi que contre le système immunitaire. Non seulement l'acidose surcharge l'organisme, surtout le foie et les os, mais elle accélère la diffusion du cancer dans les tissus et les os. Il est très important alors de ne pas utiliser de natron, mais de combattre l'acidose avec beaucoup de légumes, d'herbes aromatiques et de fruits.

Les perturbations de l'équilibre acido-basique et minéral comme cause importante de nos maladies de civilisation

La vie et la santé ne sont pas possibles sans une bonne homéostasie de l'eau, de l'équilibre minéral et acido-basique, qui s'influencent mutuellement. Les minéraux acidifiants et alcalins sont bons pour la santé, mais seulement s'ils sont présents dans une proportion naturelle.

Les minéraux maintiennent la fonction des muscles, des os, de la tension artérielle et du rythme cardiaque. Si le corps ne reçoit pas assez de minéraux, il devient carrément «abîmé et boiteux» - parce que les os, les nerfs et les muscles ont besoin de calcium, de potassium, de magnésium et de phosphore. Le rythme cardiaque et la tension artérielle dépendent fortement de l'apport en potassium et en magnésium.

Le régime humain initial fournissait environ 10 g de potassium et seulement 1 g de sodium par jour et était très alcalin. De nos jours, le régime alimentaire habituel ne fournit que 3 g de potassium et trop peu de bicarbonates (par ex. citrates) provenant des fruits et légumes, mais de grandes quantités d'acidifiants fixes tels qu'environ 10 g de chlorure de sodium, beaucoup de phosphate (par ex. du coca-cola) et de composés sulfurés acides (par ex. protéines animales). Nous avons donc non seulement inversé le rapport sodium-potassium, mais aussi le rapport acide-chlorure de base - piliers centraux de notre santé (Frassetto et al., 2001). Les conséquences sont une charge acide élevée (50-100 mEq) et une charge acide potentielle globale élevée au niveau des reins de 22 mEq par jour en moyenne (Remer et Manz, 2003).

La perturbation chronique de l'homéostasie acido-basique et minérale modifie d'innombrables réactions biochimiques, la fonction des enzymes, le potentiel des membranes et des tissus. Ces changements peuvent s'avérer être des déraillements graves, mettant la vie en danger, mais la plupart du temps, ils se produisent insidieusement et de façon peu spectaculaire, de sorte qu'ils passent inaperçus pendant longtemps. Ils contribuent de manière significative au développement de maladies classiques de civilisation telles que l'hypertension, l'arythmie cardiaque, l'insulinorésistance, la fatigue chronique, la douleur diffuse, l'arthrose, la faiblesse musculaire, la résorption musculaire et osseuse et même le cancer.

• • •

Aucune vie n'est possible sans minéraux et sans eau

Notre corps est composé de 60 à 80 % d'eau, puis de protéines et de graisses. Nous sommes composés de 5% de minéraux. L'eau, les minéraux et les acides sont directement liés et s'influencent mutuellement. L'eau est une condition préalable à toute vie et même une légère déshydratation réduit nos performances physiques et mentales. Les processus physiologiques de la vie dépendent toutefois aussi d'un rapport optimal en certains électrolytes. Les minéraux jouent un rôle central dans la fonction des cellules nerveuses (transmission du signal), des muscles, des os, de la tension artérielle et du rythme cardiaque (en particulier le potassium et le magnésium) ainsi que dans le bilan énergétique. Un rapport minéral équilibré est donc une condition indispensable à la santé et à la performance.

Les minéraux ne voyagent jamais «nus», mais «habillés» d'eau

Les molécules d'eau sont toujours attachées aux minéraux (hydratation). Ceci est dû à l'interaction électrostatique. Le résultat est une «coquille» d'eau qui détermine les conditions de pression osmotique à l'intérieur et à l'extérieur de la cellule. Dans la première sphère (coquille), le nombre de molécules d'eau qui s'accumulent autour d'un ion est généralement de quatre ou six et varie selon la taille et la charge des ions. Il y a là un paradoxe apparent : plus l'ion est petit et plus la charge est importante. Donc plus la densité de charge est élevée, plus la sphère est hydratée. Cela signifie qu'avec les ions sodium et chlorure, six molécules d'eau s'accumulent, avec les ions potassium seulement quatre.

Hydratation d'un ion sodium

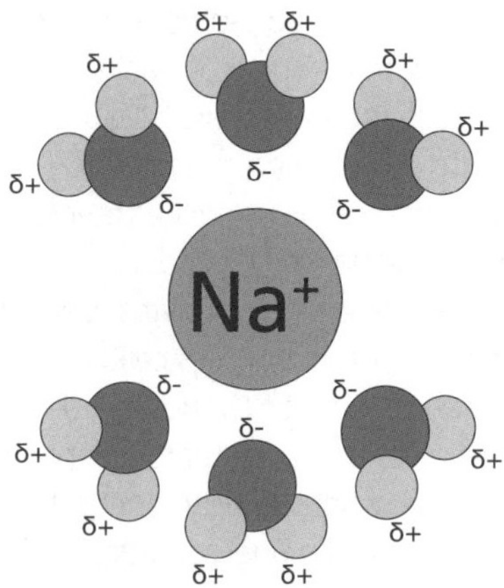

L'hydratation permet d'obtenir un rayon ionique plus grand. Les ions sodium et chlorure hydratés sont donc plus gros que les ions potassium hydratés, ce qui a une influence sur leur mobilité dans l'espace intra- et extra-cellulaire. Ceci est particulièrement important pour la diffusion ou le transport à travers les pores d'une membrane et donc pour la pression osmotique. Si nous donnons une nourriture très salée (NaCl), le taux élevé de sel dans l'espace extracellulaire fait passer l'eau de la cellule vers l'espace extracellulaire pour équilibrer la concentration. Un autre exemple extrême est la consommation d'eau de mer par les naufragés, qui entraîne leur déshydratation. Dans un régime salé, la pression dans les vaisseaux augmente parce que le chlorure de sodium lie beaucoup d'eau. Cependant, ce n'est qu'une des raisons pour lesquelles une trop grande quantité de sel augmente le volume sanguin et la tension artérielle.

Les minéraux sont présents dans un rapport très spécifique, les minéraux acidifiants et basiques en particulier étant en équilibre. Le corps d'un adulte (70 kg) se compose des substances alcalines et acidifiantes suivantes :

Formes basiques	Formes acides
Calcium (1570 g) - Principalement lié dans l'os - Structure osseuse, contraction musculaire, déclenchement de la sécrétion glandulaire, excitabilité des tissus	**Phosphore/phosphate (840 g)** - Principalement lié dans l'os - Formation osseuse ; intracellulaire : production d'énergie - Les surplus sont éliminés par les reins.
Sodium (130 g) - Surtout extracellulaire - Eau et osmorégulation dans le corps et les cellules, activité électrique des cellules	**Chlorure (109 g)** - Extracellulaire - Formes avec H+ l'acide chlorhydrique : important dans l'estomac pour la digestion, toxique dans la cellule - Les surplus sont éliminés par les reins.
Potassium (190 g) - Surtout intracellulaire - Le potentiel de repos de la membrane cellulaire est basé sur l'équilibre du potassium.	**Soufre/sulfate (175 g)** - Surtout intracellulaire - Composant actif des enzymes ; forme avec H+ l'acide sulfurique . - Les surplus sont éliminés par les reins.
Magnésium (35 g) - Surtout intracellulaire - Stabilité électrique ◊ réduit l'excitabilité des cellules, prévient la surcharge en calcium des cellules, réduit la libération de transmetteurs favorisant l'excitation. - Essentiel à l'activité de plus de 300 enzymes	

Minéraux basiques et acidifiants dans le corps humain : quantité, localisation et fonctions

Le sodium et le chlorure prédominent en extracellulaire, le potassium et le magnésium en intracellulaire, la concentration en potassium déterminant le potentiel de repos. Si le calcium et le phosphore sont les minéraux les plus importants en termes de quantité, ils sont principalement liés dans les os pour de bonnes raisons.

Non seulement dans la vie, mais aussi dans la cellule : le pouvoir vient du repos. Seule une cellule ayant un potentiel de repos négatif suffisant est efficace. En cas d'affaiblissement, des perturbations du rythme cardiaque ou même un cancer se développent.

Qu'est-ce qui rend les acides agressifs ?

L'hypertension et l'ostéoporose sont favorisées par un excès de sel, l'insuffisance cardiaque par un excès de chlorure - même indépendamment du sodium (Grodin et al., 2015), la calcification vasculaire et la crise cardiaque par une augmentation du taux de phosphate (Kendrick et al., 2011). Quel est le rapport entre le chlorure et le phosphate et l'équilibre acido-basique ? On va devoir creuser un peu pour s'expliquer :

chimiquement parlant, les «acides» sont des molécules qui peuvent transférer des protons. Le proton, le noyau H+ chargé positivement de l'atome d'hydrogène et la plus petite unité chimique, joue un rôle clé en chimie et en biologie. Les protons sont rarement présents librement dans l'organisme vivant. Ils sont toujours liés à la molécule d'eau H2O et produisent l'ion oxonium H3O+. Les acides libèrent des protons dans un environnement aqueux dans lequel ils sont très mobiles. En raison de la différence de concentration (gradient) des protons, cette énergie est utilisée comme potentiel chimiosmotique et est donc la force motrice de la respiration cellulaire et du stockage d'énergie.

L'importance de la valeur pH

Dans la tranche de pH du sang (artère : pH 7,37 à 7,45 ; veine : 7,26 à 7,46), seuls des changements mineurs peuvent survenir. Des valeurs plus élevées représentent l'alcalose, des valeurs plus faibles l'acidose. Des valeurs inférieures à pH 7,1 mettent déjà la vie en danger. En raison de la représentation logarithmique, un changement de pH de 0,3 signifie déjà un doublement ou une réduction de moitié de la concentration en protons. Pourquoi l'organisme régule-t-il si strictement le pH et donc la concentration en protons ?

Toutes les réactions et tous les potentiels redox dépendent du pH. Ainsi, la concentration de protons libres détermine pratiquement toutes les réactions biochimiques. Il n'est donc pas étonnant que l'organisme tente de stabiliser la valeur du pH à l'aide de nombreux systèmes tampons.

Les acides faibles sont plus fortement liés à l'anion (comme le citrate ou le lactate), ce qui a un certain effet tampon. Dans les acides inorganiques forts, les protons sont de plus en plus dissociés, c'est-à-dire pratiquement libres, et sont donc totalement réactifs. (C'est une simplification, puisqu'il n'y a pas de protons libres dans le milieu aqueux, mais ceux-ci sont liés aux molécules de H2O. Cependant, le proton peut passer rapidement d'une molécule d'H2O à l'autre, il est donc légitime de considérer que le proton est «libre»).

Une surcharge chronique en acides inorganiques, comme c'est le cas aujourd'hui, ne provoque pas de maladies spécifiques, mais intensifie et accélère les processus typiques du vieillissement. Cela peut être comparé au fer qui rouille beaucoup plus vite dans un environnement légèrement acide que dans un environnement neutre.

Bon nombre des effets négatifs de l'acidose latente résultent des contre-mesures prises par l'organisme pour stabiliser la valeur du pH. Il s'agit notamment de la dégradation des protéines avec libération d'ammoniac toxique comme tampon et de l'épuisement des minéraux des cellules et des os pour la neutralisation de l'acide.

Les acides forts et fixes endommagent les cellules

Le problème n'est pas les protons, mais l'activité des protons. Les protons sont impliqués dans d'innombrables réactions métaboliques et sont extrêmement réactifs : ils ne se produisent jamais seuls, mais recherchent toujours un partenaire liant. Le facteur décisif sont les partenaires des protons avec lesquels ils forment des liaisons. Les protons liés aux sels d'acides organiques (par ex. citrate, lactate) ou bicarbonate (système tampon) forment des acides faibles et volatils. Ceux-ci peuvent être décomposés par le métabolisme et facilement excrétés par la respiration. Cela ne fait généralement pas de mal.

Cependant, si les protons se lient à l'excès d'acides inorganiques, des acides fixes, tels que le phosphate, les composés soufrés ou le chlorure, ils forment alors des acides phosphoriques, sulfuriques et chlorhydriques - des acides très agressifs et fixes. Parmi ces acides inorganiques, les protons se dissocient beaucoup plus fortement et sont donc plus réactifs et agressifs. Les acides fixés doivent être excrétés par les reins, au risque de les endommager.

Le chlorure est un composant du sel de table (chlorure de sodium). Le phosphate est absorbé par l'alimentation, en particulier par les conservateurs et les boissons au cola. Le sulfate inorganique est mal absorbé par l'intestin et a un effet laxatif. Les acides aminés soufrés, qui sont particulièrement abondants dans les protéines animales, ont un effet négatif. Les protons sont également produits lorsque les acides aminés souffrés sont décomposés en acide sulfurique. Ainsi, jusqu'à 100 mmol de protons urinaires sont produits quotidiennement (Schmidt et al., 2010). Dans un métabolisme sain, les glucides, les acides gras et les acides aminés peuvent être complètement décomposés en eau, CO2 et urée.

Les acides fixes n'endommagent pas seulement les structures cellulaires au niveau des reins. Les acides forts, comme l'acide chlorhydrique, rongent les tissus corporels, et cela doit être empêché par la mise en place de différents systèmes tampons. Ces producteurs d'acides inorganiques (Cl-, SO42- et PO43-) sont largement neutralisés par les cations Na+, K+, Mg2+ et Ca2+ pour former des sels avant d'être excrétés par les reins. En cas de déséquilibre entre les acidifiants et les minéraux neutralisants, ceux-ci sont mobilisés à partir des cellules, des muscles et des os. Si nécessaire, les protéines sont dégradées pour libérer de l'ammoniac afin de neutraliser l'acide. L'ammoniac ainsi que les acides fixes endommagent les reins à long terme. La fonction rénale, soumise à l'alimentation occidentale caractéristique, diminue d'environ 50% au cours de la vie.

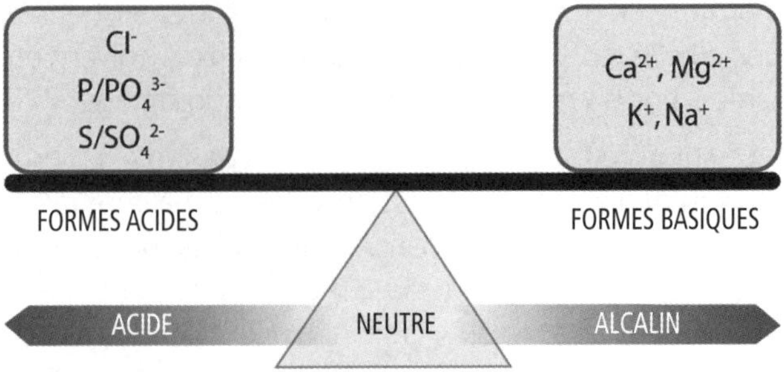

Les formes qui engendrent des acides inorganiques : Cl^-, SO^{42}- et PO^{43}-, doivent être neutralisées en sels par des cations basiques : Na^+, K^+, Mg^2+ et Ca^{2+}

Il n'y a donc que deux façons pour décomposer les acides fixes :

- Phosphate/sulfate/chlorure + H+ →Excrétés sous forme d'acides phosphorique, sulfurique et chlorhydrique hautement toxiques pour les reins avec dommages et mort cellulaire.

- Phosphate/sulfate/chlorure + Na+/K+/Mg2+/Ca2+ → Excrétés sous forme de sel par les reins, sans danger.

En cas de surcharge en protons ainsi qu'en phosphate, sulfate et chlorure, la formation d'acides toxiques est inévitable, endommage et détruit les structures cellulaires et met ainsi lourdement en danger la vie et la santé.

La valeur pKS est une mesure de la résistance d'un acide. L'immense différence d'agressivité des acides inorganiques fixes, tels que l'acide phosphorique, sulfurique et chlorhydrique, par rapport aux acides citrique, acétique et lactique est illustrée par les valeurs pKs : -6 pour l'acide chlorhydrique hautement agressif et +3,9 pour l'acide lactique (voir tableau en annexe). Les composants qui forment les acides inorganiques Cl-, SO42- et PO43- engendrent des acides forts.

Même le sel de table ne réagit pas de manière neutre en solution, mais de manière acide. Cela peut être facilement calculé : les valeurs pKs des deux composants dissous du sel de table (NaCl) sont 13,5 pour le NaOH et -2,2 pour le HCl. Il en résulte en moyenne une valeur pKs de 5,65, ce qui correspond à la valeur pH d'une solution saline physiologique. Le sel de table est également utilisé dans le traitement de l'alcalose (van Limburg Stirum, 2008).

La différence entre les acides forts et les acides faibles devient évidente lorsque, par exemple, la patte d'un porc est immergée dans de l'acide citrique ou de l'acide chlorhydrique. La patte de porc est complètement dissoute dans l'acide chlorhydrique, tandis qu'elle reste intacte dans l'acide citrique. Les protons sont donc le feu du métabolisme. Le feu ne devient dangereux que s'il devient incontrôlable entre de mauvaises mains. De manière imagée et vulgarisée : les protons liés avec les composants qui forment les acides inorganiques sont comme des chiens de combat tenus en laisse par un propriétaire lui-même agressif. Au contraire, les protons liés avec les composants qui forment les acides organiques faibles ressemblent à un labrador tenu en laisse courte par propriétaire amical.

Exemples de nocivité des composants acidifiants tirés d'études scientifiques. Jusqu'à présent, la science s'est principalement intéressée aux cations, mais a accordé trop peu d'attention aux propriétés acidogènes négatives du chlorure, des composés soufrés et du phosphate (anions). Cependant, de plus en plus d'études montrent que les anions peuvent être plus nocifs que le sodium lui-même :

- le bicarbonate de sodium (natron) abaisse la tension artérielle chez les patients hypertendus, tandis que le chlorure de sodium n'a aucun effet sur la tension artérielle (Luft et al., 1990).

- Même chez les enfants en bonne santé, la tension artérielle systolique était supérieure de 0,6 à 0,7 mmHg pour 10 mEq de PRAL urinaire (Krupp et al., 2014). La valeur PRAL représente la charge acide potentielle des reins et est déterminée en particulier par la teneur en acides aminés soufrés.

- Dans l'ostéopénie, le calcium et la vitamine D ainsi que le citrate de potassium (forme basique) ont augmenté la densité osseuse tandis que le chlorure de potassium (forme acide) a aggravé l'état des os (Jehle et al., 2006).

- Chez les patients gravement malades, l'hyperchlorémie (excès de chlorure dans le sang) a multiplié par 6,44 le risque d'atteinte rénale aiguë et par 2,46 celui de mortalité (de Vasconcellos et Skinner, 2018).

- Des taux élevés de phosphate sérique sont un facteur de risque majeur de calcification vasculaire et de décès prématurés chez les patients atteints ou non d'insuffisance rénale (Kendrick et al., 2011).

- Des études montrent un effet positif des aliments d'origine végétale ainsi que des aliments peu transformés, par rapport aux aliments d'origine animale, sur l'évolution d'une maladie rénale due au diabète (Moorthi et al., 2017).

Un régime alimentaire acidogène entraîne une acidose métabolique latente

Un régime alimentaire acidogène entraîne également une acidose métabolique latente chez les individus en bonne santé. L'acidose chronique alimentaire augmente considérablement avec l'âge et est associée à la perte croissante de la fonction rénale chez les personnes âgées. Dans les études, l'âge et la charge en acide du régime alimentaire étaient des déterminants indépendants du degré d'acidose métabolique. De l'adolescence à la vieillesse, une diminution progressive du pH sanguin et de la concentration plasmatique de bicarbonate reflète une augmentation de l'acidose métabolique latente. Même une petite réduction du bicarbonate dans le plasma et le pH artériel qui atteint des valeurs qui se trouvent encore dans la valeur normale, induit un bilan calcique négatif, une excrétion de calcium accrue et une excrétion réduite de citrates dans l'urine (Frassetto et al., 2001).

La neutralisation de la charge en acide, issu de la nourriture, par des composés de potassium formant des composants alcalins, améliore l'équilibre en calcium, en phosphate et en azote, réduit le taux de résorption osseuse et atténue la réduction de l'hormone de croissance (GH) liée à l'âge - sans restreindre le chlorure de sodium dans l'alimentation. L'administration simultanée de citrate de potassium et de chlorure de sodium a empêché une augmentation de la résorption osseuse et de l'excrétion de calcium par l'urine, alors que cela s'est produit lors de la seule administration de chlorure de sodium (Frassetto et al., 2001).

Le potassium désacidifie la cellule

La désacidification des cellules s'effectue par l'intermédiaire de deux transporteurs cellulaires, l'antiport de protons et de sodium (2 protons (H+) vers l'extérieur, 1 ion sodium (Na+) vers l'intérieur) et la pompe à potassium/sodium (3 ions sodium vers l'extérieur, 2 ions potassium

(K+) vers l'intérieur). Le sodium pénètre dans notre corps principalement sous forme de sel, avec son partenaire de liaison, le chlorure (Cl-). Le chlorure et un proton (H+) forment l'acide chlorhydrique agressif (HCl). Nous absorbons le potassium via les légumes, les végétaux et les fruits, avec son partenaire de liaison citrate. Les citrates forment des bases uniquement dans les cellules et peuvent donc désacidifier l'intérieur des cellules. Dans les centrales électriques cellulaires (mitochondries), ils lient les acides et sont ensuite décomposés dans le cycle du citrate (cycle de krens) en bicarbonate et en énergie.

Le potassium est l'ion le plus important et la molécule centrale de désacidification dans la cellule. Non seulement il désacidifie l'intérieur de la cellule, mais il détermine également le potentiel négatif de la membrane comme base de toute activité électrique dans la cellule.

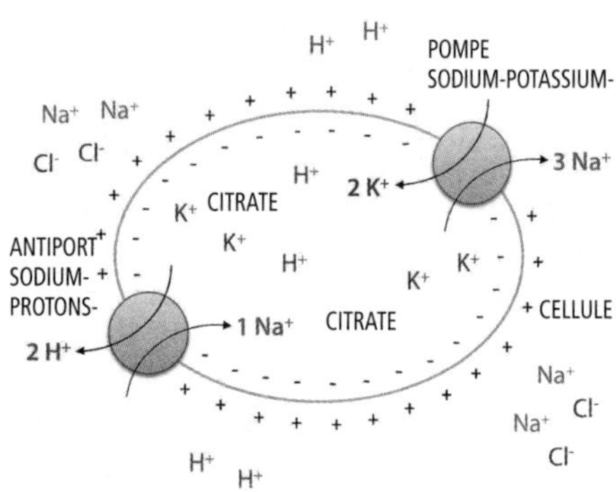

Milieu cellulaire et désacidification cellulaire. Le sodium, le chlorure et les protons sont principalement présents à l'extérieur de la cellule, tandis que le potassium et les citrates se trouvent dans la cellule. La désacidification des cellules s'effectue par l'intermédiaire de l'antiport H^+/Na^+ et de la pompe K^+/Na^+.

Acidose et effets sur l'équilibre potassique

L'acidose latente chronique entraîne les altérations cellulaires suivantes :
- les protons H^+ pénètrent dans la cellule et abaissent le pH intracellulaire.
- La modification du pH influence la pompe Na-K.
- L'augmentation de la concentration intracellulaire d'ions H^+ inhibe l'absorption du potassium dans la cellule.
- Les protons H^+ sont en concurrence avec les ions potassium pour les sites de liaison sur les protéines cellulaires (changements de configuration et de conformation → par exemple, changements dans les activités enzymatiques).

Seule l'acidose aiguë entraîne une hyperkaliémie, tandis que l'acidose chronique entraîne une perte et une carence en potassium intracellulaire, avec, par contre, des valeurs de potassium sérique dans la zone normale.

Résumé et conclusion

La nutrition moderne perturbe l'équilibre acido-basique et provoque des tableaux cliniques typiques

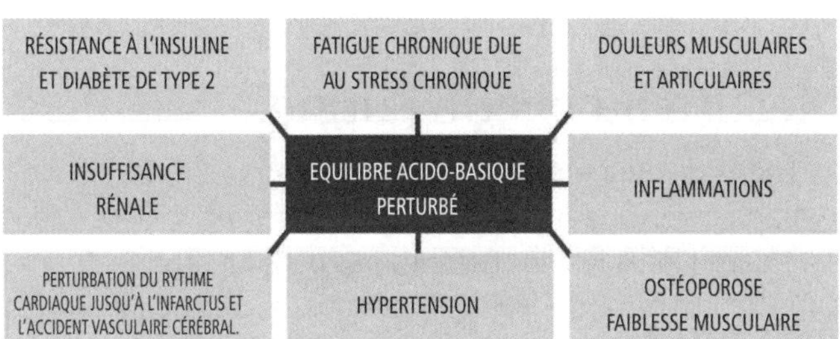

Acidité
Comment le vérifier ?

Premiers signes

Les symptômes d'une acidose chronique ne sont pas spécifiques et sont différents d'un individu à l'autre. Mais il y a quand même quelques indices généraux qui montrent que le corps souffre d'une surcharge en acides : prise de poids, faiblesse de la concentration, irritabilité, fatigue, problème de digestion, sautes d'humeur, douleurs musculaires, articulaires ou céphalées, inflammations, peau peu saine, ongles cassants, cheveux ternes et cassants.

Diagnostic

La mesure du pH au moyen d'une languette rayée offre une possibilité simple d'estimer grossièrement la situation métabolique du moment *via* la fonction d'élimination, et de vérifier si on assimile assez de substances vitales basiques *via* la nourriture. On trouve ce test du pH de l'urine dans toutes les pharmacies. Mais il faut faire attention à plusieurs choses quand on l'utilise et qu'on évalue les résultats.

Mesure du pH de l'urine

Le pH de l'urine varie naturellement entre 5,0 et 7,5 (voir le graphique). Une mesure unique ne suffit donc pas ; il faudrait dans l'idéal réaliser 6-7 mesures par jour. L'urine du matin est souvent acide (pH < 7) puisque le corps élimine plus d'acides la nuit. Mais le pH ne devrait pas être inférieur à 6. Chez tout homme en bonne santé, il y a après chaque repas, au début de la digestion, un afflux de base. C'est pourquoi l'idéal c'est de mesurer le pH de l'urine avant et 1-2 h après chaque repas. Après le repas, le résultat devrait être basique

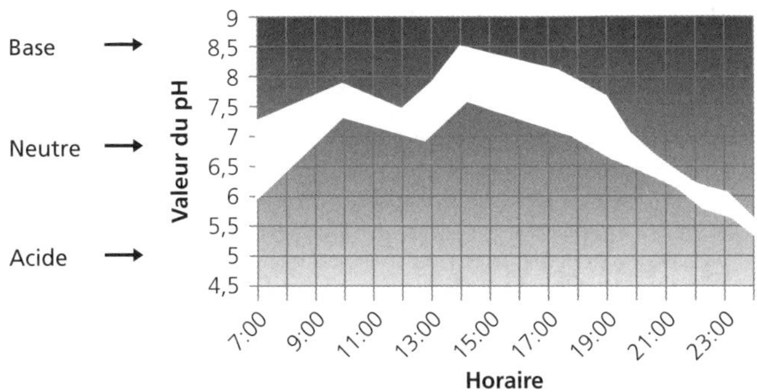

(> 7). Pour obtenir des résultats significatifs, il faudrait mesurer le pH régulièrement pendant 3 jours au moins. Reprenez vos résultats dans un diagramme et tracez une courbe.

Évaluation : les valeurs du pH peuvent donner des courbes très différentes. Il est fondamental qu'au cours de la journée, le pH donne une courbe dynamique. C'est alors un signe que les mécanismes de régulation endogènes du métabolisme acido-basique fonctionnent bien. Si la courbe n'oscille que peu ou si le pH reste tout le temps basique (> 7), il est conseillé d'en discuter avec un médecin ou un thérapeute. Des valeurs perpétuellement acides sont un signe évident d'hyperacidité. Des valeurs pH perpétuellement basiques de l'urine peuvent être déclenchées par certains médicaments ou par des infections des voies urinaires. Une poudre alcaline à base de citrate devrait être dosée de telle manière que l'urine du matin ait environ un pH de 6,5 et qu'il y ait pendant la journée des variations physiologiques de la valeur pH.

Le diagnostic acido-basique *via* la valeur pH de l'urine donne de bonnes indications sur la régulation acido-basique. En cas de perturbations plus graves ou de douleurs, il faut avoir recours à une aide professionnelle. Mais grâce aux 3 piliers de la régulation acido-basique décrits ici, vous pouvez déjà vous-même améliorer nettement votre état général et atténuer beaucoup de légères douleurs.

•••

Le paradoxe de la calcification Equilibre acido-basique, vitamines D3 et K2 comme régulateurs du métabolisme calcique

Comment est-il possible que les populations des pays occidentaux souffrent d'ostéoporose et de carence en calcium d'une part, et de calcification des vaisseaux sanguins (dépôts de phosphate de calcium) et de calculs rénaux d'autre part ? Ce phénomène est également connu sous le nom de paradoxe de calcification. En fait, les personnes dans les pays où l'apport calcique est le plus élevé (principalement à partir du lait sous forme de phosphate de calcium) présentent les taux les plus élevés de fractures de la hanche et d'ostéoporose. Environ une personne sur deux meurt d'une maladie cardiovasculaire. L'hypertension et l'artériosclérose (rétrécissement vasculaire dû au dépôt de cholestérol et de phosphate de calcium) jouent ici un rôle central. Entre-temps, il a également été bien documenté que les doses élevées de calcium et de phosphate augmentent le risque de crise cardiaque et d'accident vasculaire cérébral. Il semble que le calcium ne se retrouve tout simplement pas là où il doit aller : dans les os et non dans les vaisseaux. Est-ce une erreur de la nature ou une conséquence de notre mode de vie contre nature ?

Pour comprendre ces interrelations apparemment paradoxales, il est nécessaire d'approfondir la régulation du métabolisme calcique.

Les troubles du métabolisme calcique favorisent l'ostéoporose et la calcification des vaisseaux sanguins

L'importance du calcium dans l'organisme

Le calcium est le minéral osseux le plus important, essentiel pour les fonctions musculaire et nerveuse et il régule l'équilibre acido-basique en plus des autres minéraux. En cas d'acidose, le calcium est libéré de l'os pour former des acides tampons dans l'organisme. De plus, le calcium est un facteur central de la coagulation sanguine.

L'acidose métabolique latente entraîne la calcification des vaisseaux sanguins

Une alimentation riche en sels et en acides augmente la dégradation du calcium dans les os, l'excrétion de calcium par l'urine et la formation de calculs rénaux. Le calcium est de plus en plus présent dans les vaisseaux sanguins et les reins, causant des dommages au lieu de la formation osseuse.

Normalement, le calcium est lié à 45% aux protéines dans le sang et à 50% ionisé. La quantité de calcium ionisé augmente en présence d'acidose et diminue dans l'alcalose. La teneur en phosphate du sang est également augmentée dans les aliments acidifiants.

Avec la diminution de la fonction rénale chez les personnes âgées, l'acidose métabolique légère augmente chez de nombreux patients. Cela signifie qu'il y a plus de calcium libre dans le sang, qui réagit avec le phopshate dans le sang et précipite sous forme de phosphate de calcium pour in fine, entraîner la calcification des vaisseaux sanguins !

De plus, la diète occidentale typique est non seulement acidifiante, mais augmente aussi le niveau de cholestérol. L'augmentation du taux de cholestérol et les dépôts de phosphate de calcium dans les vaisseaux sanguins sont la combinaison parfaite pour l'athérosclérose, sur la base de laquelle l'occlusion vasculaire mortelle se développe. La nutrition acidifiante (taux PRAL élevé des aliments) est associée à une mortalité accrue due aux maladies cardiovasculaires.

Le trouble du métabolisme calcique affecte tous les âges

Le désordre du métabolisme calcique augmente avec l'âge. Cependant, une augmentation de la mobilisation et de l'excrétion du calcium due à une alimentation riche en sels et acides n'est pas seulement visible chez les personnes âgées. Même chez les jeunes adultes en bonne santé, un régime alimentaire acidifiant augmente la sécrétion de cortisol et la tension artérielle. Le cortisol augmente l'excrétion rénale du calcium, du magnésium (ceux-ci peuvent provenir initialement d'un détricotage des os) et du potassium. Dès le plus jeune âge, ils (l'alimentation et le cortisol) empêchent la formation d'os solides.

À long terme, le déséquilibre acido-basique et minéral ainsi que le cortisol favorisent également la résistance à l'insuline, l'hypertension artérielle et la formation de calculs rénaux.

Dans les études cliniques, les minéraux basiques contrecarrent efficacement ces effets de l'excès d'acide.

Ajouter plus de minéraux alcalins

Les produits laitiers sont notre principale source de calcium. Cependant, ils ont également une teneur élevée en phosphate acidifiant et augmentent ainsi la sécrétion de l'hormone parathyroïdienne. Il est plus judicieux d'utiliser du calcium alcalin d'origine végétale, car cela compense également l'acidification.

Contrairement aux produits laitiers, les légumes et les fruits ne contiennent pas seulement du calcium, mais aussi beaucoup de magnésium et de citrate de potassium, qui forment des bases alcalines, ce qui est également très important pour l'équilibre acido-basique.

De nombreuses études ont montré que les légumes alcalins, le citrate de calcium, de potassium et de magnésium réduisent l'excrétion du calcium par l'urine et améliorent la structure osseuse.

Pourquoi le métabolisme calcique se détériore-t-il au fil des années ?

Avec l'âge, le corps a moins de calcium à sa disposition. Il y a plusieurs raisons à cela: nous absorbons moins le calcium de nos aliments. Les femmes en particulier excrétent plus de calcium dans les reins après la ménopause. En outre, moins de calcium est absorbé dans l'intestin car les taux sériques de vitamine D diminuent en raison d'une diminution de la synthèse de la vitamine D dans les reins et la peau. Des niveaux trop faibles de calcium dans le sang augmentent, au détriment des réserves osseuses.

La parathormone régule le taux de calcium dans le sang

L'hormone parathyroïdienne, qui se forme dans la glande parathyroïde, régule à nouveau vers le haut un taux de calcium excessivement bas dans le sang. Lorsque le taux sérique de calcium diminue, l'hormone parathyroïdienne est donc libérée plus souvent. Cela déclenche trois mécanismes pour augmenter les niveaux de calcium:

1. Os: l'activation des ostéoclastes (cellules pour la résorption (disparition) osseuse) libère du phosphate de calcium des os.

2. Les reins : dans les reins, l'hormone parathyroïdienne a un effet hypercalcémiant en augmentant la réabsorption du calcium et, en même temps, en réduisant la réabsorption du phosphate. Cela augmente la proportion de calcium libre physiologiquement significatif dans le sérum, qui n'est pas lié au phosphate.

3. Intestin : l'activité de l'enzyme 1-alpha-hydroxylase, qui forme la vitamine D active, est stimulée. Dans un deuxième temps, cela améliore l'absorption du calcium dans l'intestin grêle. Dans le cas d'une carence en vitamine D, ce mécanisme n'est disponible que dans une mesure limitée.

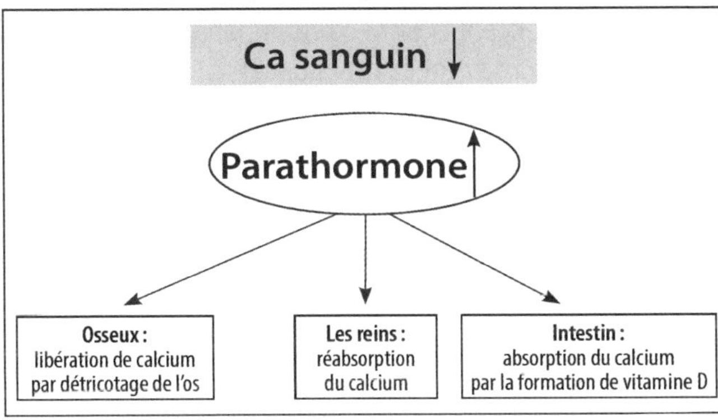

L'organisme compense un faible apport de calcium via la parathormone et notamment via la détérioration osseuse, et donc, sur le long terme, cela conduit à des problèmes de déminéralisation osseuse, ostéoporose avec des risques de fractures (de la hanche, de vertèbre...).

L'importance de la vitamine D3

La vitamine D3 est une vitamine liposoluble. Elle peut être produite par la peau grâce aux rayons UVB ou absorbée par les aliments et les compléments alimentaires. La carence en vitamine D est très répandue, notamment dans les pays à faible ensoleillement, et touche toutes les couches de la population. Elle n'a pas grand-chose à voir avec la nutrition, car celle-ci ne contribue que faiblement à l'apport en vitamine D. Un apport adéquat en vitamine D est important pour le système immunitaire et protège contre les infections. La vitamine D est également nécessaire à la fonction musculaire et au métabolisme osseux et protège contre l'ostéoporose.

La vitamine D3 joue un rôle essentiel en tant que régulateur du calcium en favorisant la formation de pompes calciques, en influençant positivement la densité osseuse et la force musculaire et en régulant l'homéostasie calcique dans le cerveau.

L'activité de l'enzyme 1-alpha-hydroxylase, qui transforme la vitamine D en sa forme active (calcitriol), est augmentée par l'hormone parathyroïdienne. L'absorption du calcium dans l'intestin grêle est améliorée par une augmentation du taux de calcitriol.

Effets de la vitamine D sur la teneur en calcium :

1. Premièrement au niveau de l'os, la vitamine D favorise la formation des os

2. Deuxième au niveau des reins, la vitamine D favorise la réabsorption du calcium (et du phosphate)

3. Troisièmement au niveau de l'intestin: la vitamine D favorise l'absorption du calcium (et du phosphate) dans les aliments.

4. La vitamine D inhibe la libération de l'hormone parathyroïdienne*

Une baisse des taux de vitamine D et de calcium entraîne une augmentation de la sécrétion de l'hormone parathyroïdienne. Le problème de diagnostic est la dissimulation d'une carence en vitamine D: les taux de calcium dans le sérum sont souvent normaux, car le calcium est emmené des os dans la circulation sanguine suite une augmentation de la parathormone. Résultat : L'ostéoporose se développe de façon inaperçue.

Moins connu, mais tout aussi important : la plupart des tissus, y compris les vaisseaux et le cerveau, ont des récepteurs de la vitamine D. La vitamine D prévient donc également le cancer et joue un rôle important dans la prévention et le traitement des maladies auto-immunes et cardiovasculaires.

Le magnésium est essentiel pourle métabolisme de la vitamine D

Le magnésium est nécessaire pour convertir la vitamine D en sa forme active. Les deux enzymes, qui métabolisent la vitamine D dans le foie et les reins, sont dépendantes du magnésium. De plus, la protéine de liaison de la vitamine D, qui est principalement responsable du transport de la vitamine D dans le sang, a également besoin de magnésium. Dans le cas d'une carence en magnésium, le métabolisme de la vitamine D ne peut donc qu'être inefficace. Dans ce cas, les suppléments de vitamine D ne peuvent pas non plus être utilisés de manière optimale. Sans suffisamment de magnésium, la vitamine D reste stockée et inactive. Une carence en magnésium peut donc rendre plus sensible aux maladies de carence en vitamine D comme les maladies osseuses et cardiovasculaires et la calcification vasculaire. Si votre taux de magnésium est optimal, vous avez besoin de moins de vitamine D. Inversement, la vitamine D favorise l'absorption du magnésium dans l'intestin. Les deux éléments nutritifs agissent donc en synergie.

L'importance de la vitamine K2

La vitamine K2 est une vitamine liposoluble produite par nos bactéries intestinales et d'autres micro-organismes. La vitamine K2 joue un rôle essentiel dans l'activation des facteurs de coagulation. Elle est importante pour notre système cardiovasculaire car elle active une protéine spécifque (Matrix-Gla-Protein (MGP)) qui empêche la calcifcation des vaisseaux sanguins. Elle contribue également à la minéralisation des os et des dents en inhibant les ostéoclastes (perte osseuse) et en activant l'ostéocalcine (importante pour la formation osseuse). Comparée à la vitamine K1 qui prévaut dans notre alimentation, la vitamine K2 a une bien meilleure stabilité dans l'organisme que la vitamine K1: la demi-vie de la vitamine K1 est de seulement 1-2 heures, celle de la vitamine K2 de 3 jours. Cela permet une grande efcacité sur les os et les maladies cardiovasculaires. D'autre part, la vitamine K1 (phylloquinone) a très peu d'efet sur la santé du coeur et des os. - Il y a simplement des quantités insufsantes pour atteindre ces tissus cibles.

Effets synergiques des vitamines D3 et K2 sur le métabolisme calcique

Le calcitriol (vitamine D3 activée) et la vitamine K2 sont responsables de l'incorporation du calcium dans les os. La vitamine D3 est un facteur essentiel pour le stockage du calcium dans les os. Cependant, cela ne fonctionne que si une quantité sufsante de vitamine K est disponible, sinon l'excès de calcium est déposé dans les artères. La protéine Matrix Gla (MGP) protège contre ce dépôt dans le système vasculaire. Elle est activée par la vitamine K2 et lie le calcium dans cet état de sorte qu'il ne peut pas se déposer dans les parois vasculaires.

Cela signife que l'augmentation des taux de calcium par supplémentation n'a aucun sens si les vitamines D et K sont absentes et que ce calcium ne peut pas être incorporé dans les os. Il peut alors faire plus de mal que de bien, surtout s'il est administré aux doses individuelles élevées habituelles de 1 g de calcium.

La solution holistique pour le paradoxe de la calcifcation :

1. L'apport en calcium provenant principalement des légumes et des fruits, et non des produits laitiers.

2. Si nécessaire, toujours compléter le calcium en synergie avec le magnésium et le citrate de potassium pour compenser l'acidifcation en tant que cause de l'altération du métabolisme calcique.

3. Assurer un bon taux sanguin de vitamine D3.

Si nécessaire, compléter avec la vitamine K2 pour transporter le calcium dans les os et éviter son dépôt dans les vaisseaux sanguins. Le calcium ne doit jamais être ajouté à des doses élevées, mais à une dose maximale de 500 mg par portion (sous forme de citrate/lactate de calcium). Tout en privilégiant la combinaison avec le magnésium alcalin et le citrate de potassium, comme dans la proportion retrouvée dans les végétaux. La vitamine D3 doit être complétée de manière à obtenir des valeurs sériques de 75-125 nmol/l ou 30-50 ng/ml dans le sérum.

S'il y a un risque de perte osseuse (après la ménopause, à partir de 50 ans), la vitamine D3 doit être associée avec la vitamine K2. Les deux vitamines travaillent ensemble et règlent l'équilibre calcique. La vitamine D3 favorise l'assimilation intestinale du calcium et donc, son absorption dans la circulation sanguine ; la vitamine K2 aide à minéraliser les os et les dents et prévient l'accumulation de calcium dans les artères et les tissus corporels. La prise de vitamine D3 augmente le besoin en vitamine K2.

6 conseils pour un équilibre sain en calcium, vitamines D3-K2

Manger beaucoup de légumes, de végétaux et de fruits.

- Fournit du potassium ainsi que du calcium et du magnésium dans un rapport naturel de 3:2
- Approvisionnement en minéraux liés à des bases (citrates organiques)

Manger moins d'aliments carnés et d'aliments transformés industriellement:

- Denrées alimentaires animales riches en protéines (beaucoup de soufre, phosphate et sel, peu de bases)
- Sel (= sodium, chlorure)
- Produits finis (phosphate, sel)

Assurer un apport sufsant en vitamines D3 et K2.

- Compenser le manque d 'ensoleillement (p. ex. au bureau, à l'automne et en hiver), une mauvaise alimentation ainsi que beaucoup de stress dans la vie quotidienne en favorisant l'équilibre avec des compléments alimentaires appropriés.

Intégrer le plan nutritionnel du Dr L.M. Jacob dans la vie quotidienne. (Plus d'informations dans ses livres « Programme Nutritionnel » et « Nutrition Raisonnée »).

Bouger régulièrement.

Créer des phases de régénération, prêter attention à un sommeil sufsamment profond et à une respiration abdominale profonde.

Les produits santé du Dr Jacob

Prendre soin de sa santé au quotidien :

➢ **Mangez plus de légumes, de végétaux et de fruits :**
- apport en potassium, calcium et magnésium (dans un rapport naturel de 3:2)
- Minéraux liés à des formes basiques (citrates organiques)

➢ **Mangez moins de viandes et d'aliments transformés industriellement :**
- Aliments d'origine animale, riches en protéines (riches en soufre, en phosphate et en sel, pauvres en forme basique)
- Sel (= sodium, chlorure)
- Produits finis (phosphate, sel)

➢ **Assurer un apport suffisant en vitamines D3 et K2.**
- En cas de faible ensoleillement (par ex. travail en lieu clôt, en automne et en hiver), avec une alimentation pauvre en vitamines D et K et beaucoup de stress dans la vie quotidienne : supplémentez-vous avec des compléments alimentaires appropriés.

➢ **Avec une alimentation peu équilibrée et beaucoup de stress. Les carences peuvent s'ajuster :**
- avec de l'exercice régulier.
- Des phases de régénération.
- Veillez à ce que le sommeil soit suffisamment profond et à ce que la respiration soit profonde et par le ventre.

Des troubles complexes de l'équilibre acido-basique et minéral peuvent être présents, en particulier dans le cas de la prise de médicaments et des patients âgés. Par conséquent, l'évaluation de la situation individuelle basée sur les électrolytes dans le sérum ET les érythrocytes (concentration intracellulaire) détermine la thérapie adéquate.

Plan nutritionnel du Dr L.M. Jacob

Synthèse des meilleurs régimes pour agir en prévention à l'aide d'une thérapie optimisées.

Le plan nutritionnel du Dr Jacob se trouve dans son livre "Nutrition raisonnée" ("La manière dont le Dr Jacob renonce avec plaisir - les mesures les plus efficaces pour prévenir et traiter les maladies de civilisation") et se base sur plus de 1400 études et références bibliographiques.

Comment optimiser durablement son pH, l'équilibre redox, la tension artérielle, le poids corporel, le tour de taille et le métabolisme afin de normaliser les valeurs des triglycérides, de cholestérol, de la glycémie et de l'insuline. La base est une alimentation pauvre en calories, riche en substances vitales et en végétaux, à faible teneur en sel, accompagnée d'exercice et de plaisir ainsi que d'une respiration abdominale profonde et d'un sommeil profond pour la régénération.

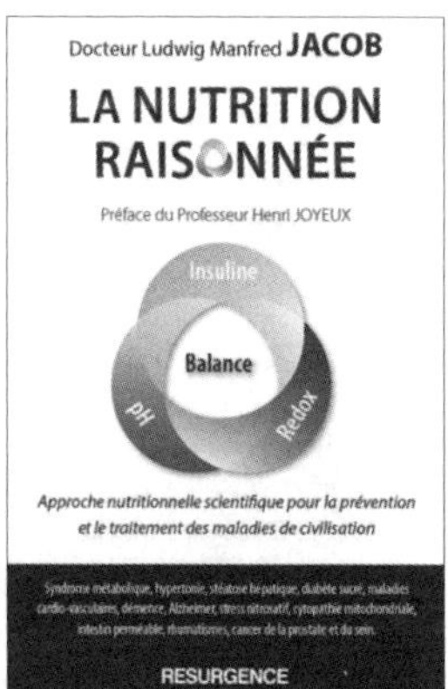

49,90 € - 640 pages
ISBN : 978-2-87434151-9

La Formule Alcalinisante et la Formule Alcalinisante *plus* de Dr Jacob's®

Les fruits et légumes fournissent des minéraux organiques de qualité comme le potassium, le calcium et le magnésium , sous forme de citrates. Les poudres alcalines de Dr Jacob's® imitent l'exemple de la nature. Elles contiennent les minéraux organiques que sont le calcium et le magnésium dans un rapport 3 : 2, beaucoup de potassium, mais pratiquement pas de sodium.

Mélangez une boisson isotonique à la Formule Alcalinisante (*plus*) de Dr Jacob's®. Mettez une petite mesure de Formule Alcalinisante (*plus*) de Dr Jacob's® dans 1 l d'eau.

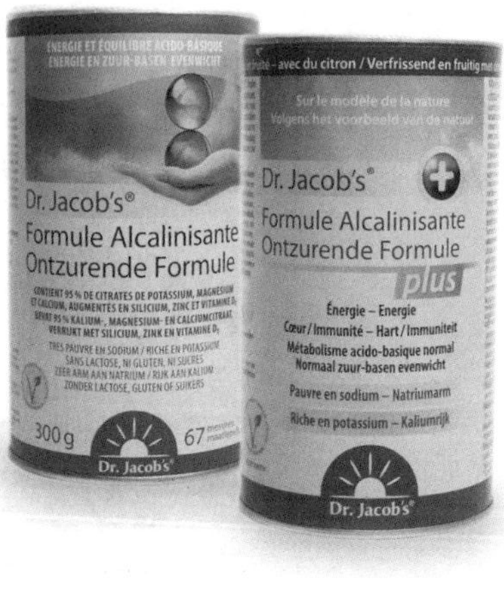

AminoBase de Dr. Jacob's®

AminoBase est le premier substitut de repas complet sans gluten ni lactose à base purement végétale. Il contient tous les nutriments importants dans un rapport naturel et offre ainsi au corps une alimentation de base bonne pour la santé.

Avec AminoBase, vous obtenez simplement et rapidement un repas complet – optimal comme complément d'une alimentation d'origine végétale surtout si vous exigez beaucoup de votre corps que ce soit physiquement ou mentalement.

AminoBase convient pour un repas rapide quand on est pris par le temps. Mais vous pouvez l'utiliser aussi pour épaissir une marmelade de fruits ou une sauce.

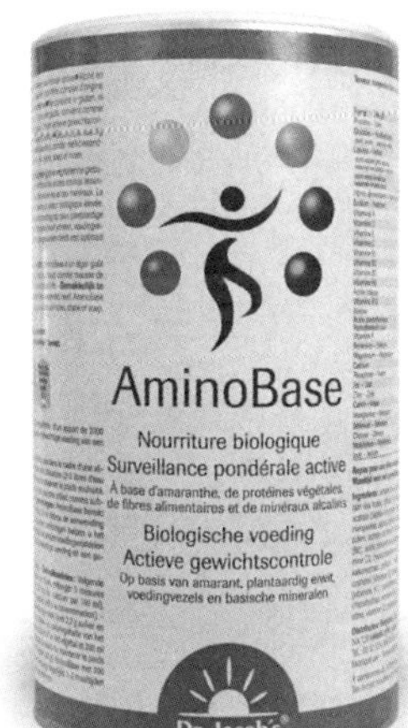

Graines de chia bio de Dr Jacob's®

La graine de chia (*Salvia hispanica L.*) était à l'origine cultivée par les Aztèques en Amérique Centrale et n'est connue que depuis peu en Europe. Les graines de Chia sont riches en fibres alimentaires (33,7 g pour 100 g) et en acides gras polyinsaturés, surtout en acides gras oméga-3 (18,5 g pour 100 g). Cela vaut la peine de découvrir les graines de chia : grâce à elles, on peut préparer un délicieux pudding sans le cuire (par exemple du pudding chia aux framboises), épaissir des aliments (par exemple marmelade de chia), les incorporer au pain et aux pâtisseries ou les saupoudrer sur un plat prêt à servir – pour donner du croustillant.

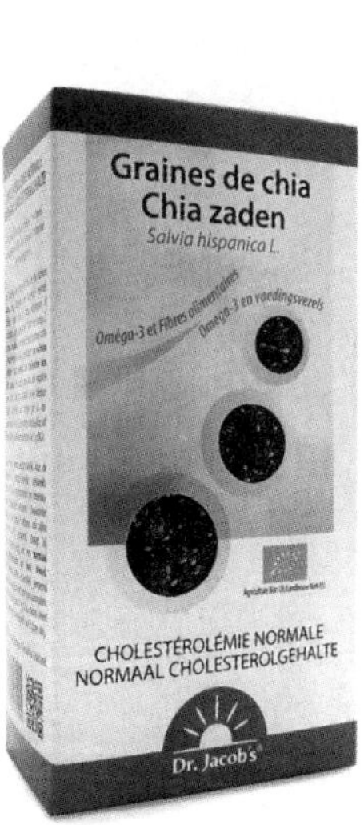

Graines de brocoli bio de Dr. Jacob's®

Il s'agit ici de graines de qualité premium provenant de l'agriculture biologique contrôlée. Les graines contiennent naturellement du sulforaphane et du glucoraphane. Alors que 10 g de graines de brocoli Sulfoforte contiennent 100-150 g de sulforaphane, une portion normale de brocoli cuit n'en contient que 4 mg.

Les graines de brocoli Sulfoforte conviennent pour fabriquer des germes ou par exemple comme ingrédients dans le pesto Super Food de Dr. Jacob's®.

Vous pouvez aussi les saupoudrer sur un plat comme garniture. Le goût légèrement piquant des graines provient des glycosides d'huile de moutarde qu'elles contiennent et se marie très bien avec de nombreux plats épicés.

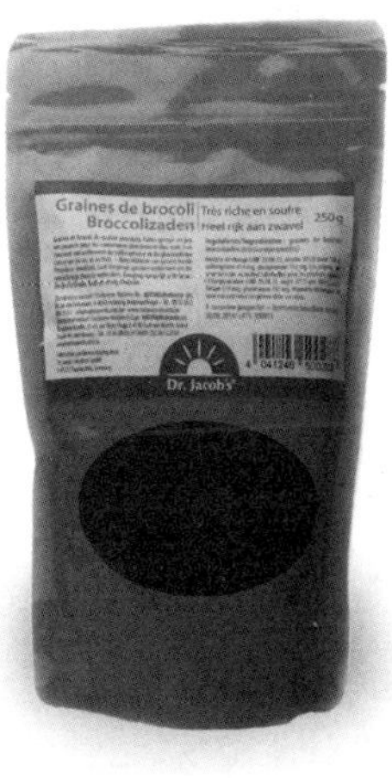

Sel Alcalin Pression Sanguine

Sel Alcalin Pression Sanguine de Dr Jacob's® est un sel minéral riche en potassium et à la teneur réduite en sodium avec du sel cristallin de l'Himalaya. Il convient pour une alimentation à teneur réduite en sel de cuisine qui aide au maintien d'une tension normale et il est utilisé comme sel de table.

Pour une réduction optimale en sodium nous recommandons de ne pas saler en cuisinant, mais juste avant de manger.

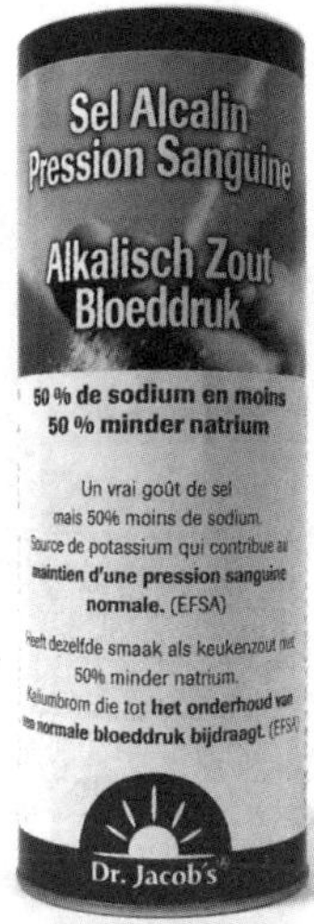

Flavochino de Dr. Jacob's®

Le Flavochino est une boisson cacaotée avec des flavonoïdes bioactifs. Grâce à la transformation très délicate du cacao dans le Flavochino, les précieux flavonoïdes qui soutiennent un système cardiovasculaire sain sont conservés. Une portion de Flavochino fournit plus de 200 mg de flavonoïdes de cacao qui aident à maintenir l'élasticité des vaisseaux sanguins et donc une irrigation sanguine normale.

Si vous avez envie d'un grand "latte" vanille très sucré ou d'un caramel "frappuccino", préparez-vous un délicieux Flavochino. Qu'il soit chaud ou froid, le Flavochino est une expérience cacao intense qui vous permet de remplacer une habitude malsaine par une saine habitude pour votre santé.

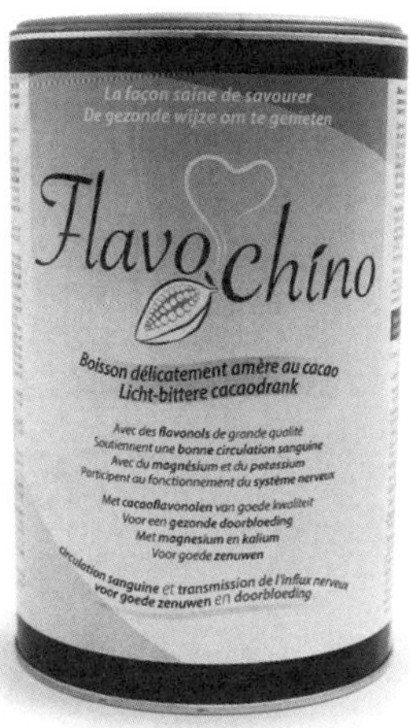

Élixir de Grenade de Dr. Jacob's®

La grenade, aussi appelée pomme du paradis, est considérée comme le symbole d'une vie longue et bien remplie. Chaque bouteille d'Élixir de Grenade de Dr Jacob's® contient le jus et la pulpe de plus de 50 grenades mûries au soleil – fraîchement pressées, délicatement fermentées et 25 fois plus concentrées en polyphénols de grenade bioactifs fermentés.

Agrémentez vos plats doux fruités d'Élixir de Grenade. Cela leur donnera une note délicieusement fruitée.

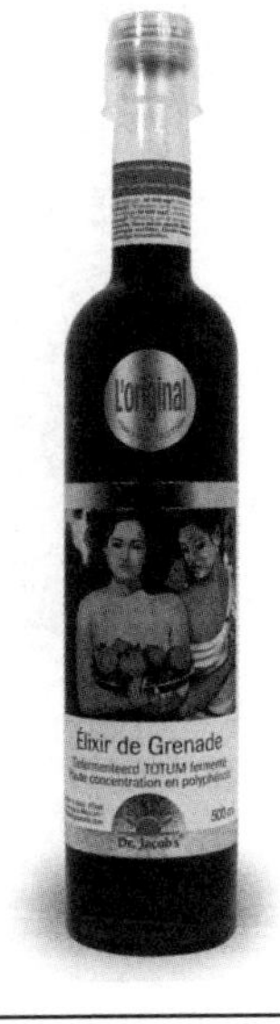

Élixir Méditerranéen

Chaque bouteille contient le jus et la pulpe de quelques 41 grenades muries au soleil – délicatement concentrées et avec de grandes quantités de polyphénols de grenade bioactifs fermentés -, un extrait de raisins et un concentré breveté de polyphénols de tomate. Le concentré de tomates avec 37 substances efficaces bioactives provenant de quelque 75 tomates favorise une bonne circulation sanguine en empêchant l'agrégation des plaquettes. L'effet est ressenti rapidement (2h après la prise de 2 c. à soupe) et dure de 12 à 24h !

Un trait d'Élixir Méditerranéen donne une note fruitée aigrelette aux plats relevés.

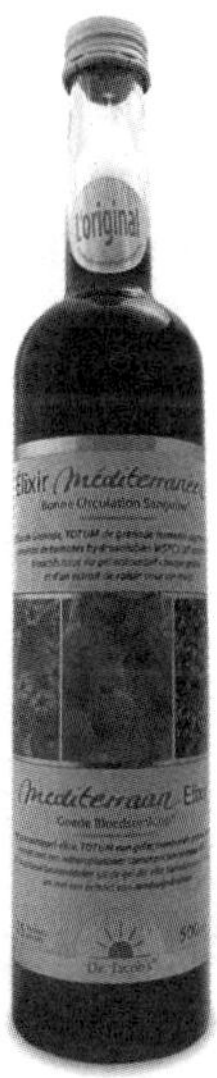

pHysioBase de Dr. Jacob's®

Préservez votre souplesse articulaire. Avec les années qui passent, les articulations s'usent et deviennent de plus en plus douloureuses et raides. pHysioBase de Dr. Jacob's® est un mélange bénéfique et végétalien de nutriments.

Des minéraux à base de citrate et lactate organiques, fabriqués à partir de matières premières végétales et minérales, avec du sulfate de glucosamine végétal, de la vitamine C, B1 et D2. Avec du cassis, des canneberges et du cynorrhodon : un délicieux goût fruité !

Notre appareil locomoteur est constitué d'os, de muscles et d'articulations. pHysioBase contient une synergie de nutriments pour permettre de préserver son intégrité.

pHysioBase est sans sucre, ni gluten.

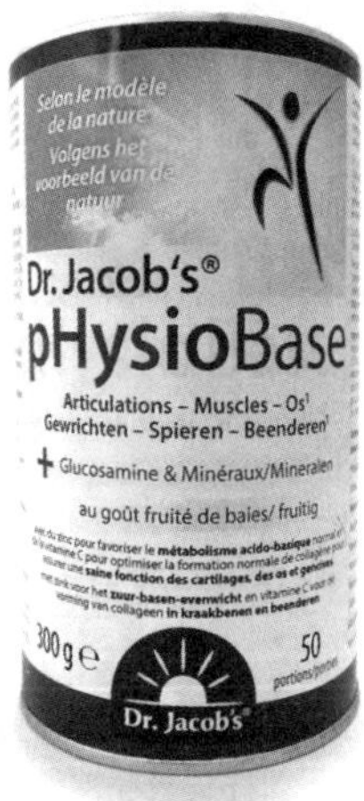

Chi-Cafe® de Dr. Jacob's®

Le Chi-Cafe réveille l'énergie vitale (Chi) et stimule l'esprit et l'humeur sans surcharger l'estomac et l'intestin. Le Chi-Cafe® *classic* est le premier café instantané riche en fibres alimentaires avec des fibres d'acacia solubles ainsi que des extraits de plantes aromatiques provenant du guarana, ganoderma (champignon reishi) et ginseng. Il contient naturellement de la caféine stimulante du café et du guarana. La caféine du guarana est libérée lentement elle a donc un effet plus doux et plus durable.

Essayez aussi les autres Chi-Cafe®: le Chi-Cafe® *balance* avec du magnésium et du calcium ainsi que des extrait végétaux de qualité, le Chi-Cafe® *proactive* avec des épices arabes pour café ainsi que le Chi-Cafe® *bio*.

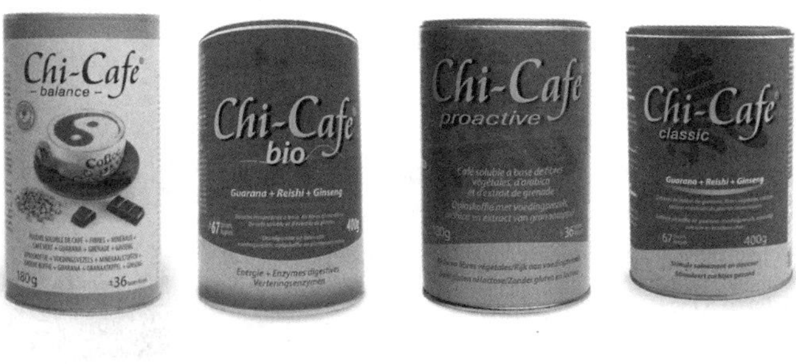

Lactacholine de Dr. Jacob's®

Lactacholine de Dr. Jacob's Medical contient 40 % d'acide lactique dextrogyre, des vitamines B et de la choline.

La choline est une substance peu connue mais très importante, on pourrait dire vitale ! Elle favorise les fonctions du foie (élimination des graisses et toxines qui s'y accumulent), ce qui est intéressant lors des périodes festives (fêtes de fin d'année, vacances d'été...). Elle optimise les fonctions du cœur en permettant notamment la réduction de l'homocystéine. De plus, elle est impliquée dans le métabolisme des graisses et du cholestérol, ce qui facilite leur élimination.

Par ailleurs, la choline est importante pour le développement du système nerveux du cerveau car elle stimule son développement (gaines de myéline, synthèse de l'acétylcholine, un neurotransmetteur).

La choline devrait surtout être prise pendant la grossesse pour assurer la transmission de niveau adéquat de choline au fœtus.

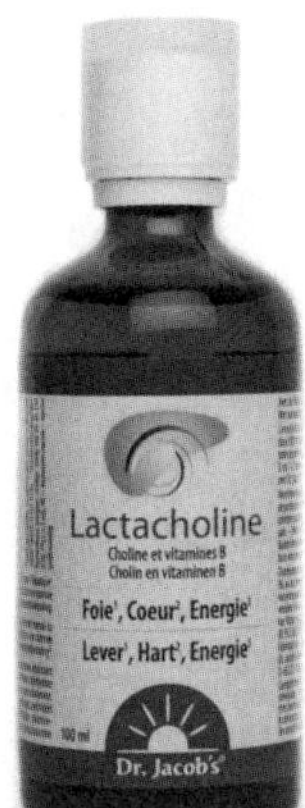

Lactacholine est aussi une excellente source d'acide lactique dextrogyre, issu de la fermentation, qui permet de réguler le pH du tractus intestinal.

Les vitamines B sont importantes pour le cerveau, le système nerveux (concentration, mémorisation...) et soutiennent le métabolisme énergétique.

Table des matières

éditions
MedicatriX

Dr J.-P. CURTAY
- Jus de grenade fermenté - 5e édition
- Gefermenteerd Granaatappelsap

Dr P. DAVID – Dr F. LOUIS
- Régénérons notre Équilibre Acido-basique
- Herstel van ons zuur-basen evenwicht

Dr V. de KERCHOVE
- Combattre cystites et vaginites…

Pr H. JOYEUX
- Stress et Cancer du Sein

Dr C. ROCHE
- Solution santé Nutricontact

Dr J. GHANAM – M. BENLEMLIH
- Les polyphenols de l'huile d'olive

A. SIMONON
- Confort féminin de 7 à 77ans

S. CASCIO
- Germe de Blé Fermenté

Dr G. MOUTON
- Introduction à la Médecine Fonctionnelle

Dr L.M. JACOB
- Programme Nutritionnel

J.J. SYLVANNEAUX
- Diététique originelle et Plaisirs sauvages

G.P. LITTARRU
- Ubiquinol

H. ALILOU
- Le petit livre de l'Équilibre Acido-basique

S. JACOB
- Cuisiner Végétal

S. CASCIO
- Fertilité, Danger !

J. JORTAY
- Enfants TDA / TDAH

Pour être tenus informés
de nos nouvelles publications,
envoyez vos coordonnées à :

marco pietteur éditeur, 22, route des Fagnes,
B-4190 Ferrières, Belgique.
Tél. : + 32 (0) 4 349 03 03 – Fax : + 32 (0) 4 341 29 21
Courriel : infos@mpeditions.be
www.testezeditions.be – www.resurgence.be